CONTRIBUTION A L'ÉTUDE

DES

OVAIRES A PETITS KYSTES

PAR

Le Dr Gaston CONZETTE

Interne des hôpitaux de Paris

PARIS

G. STEINHEIL, ÉDITEUR

2, RUE CASIMIR-DELAVIGNE, 2

1890

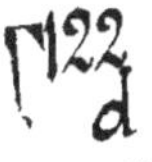

CONTRIBUTION A L'ÉTUDE

DES

OVAIRES A PETITS KYSTES

IMPRIMERIE LEMALE ET Cie, HAVRE

CONTRIBUTION A L'ÉTUDE

DES

OVAIRES A PETITS KYSTES

PAR

Le Dr Gaston CONZETTE

Interne des hôpitaux de Paris

PARIS

G. STEINHEIL, ÉDITEUR

2, RUE CASIMIR-DELAVIGNE, 2

1890

CONTRIBUTION A L'ÉTUDE

DES

OVAIRES A PETITS KYSTES

INTRODUCTION

La pathologie de l'ovaire est entrée dans une phase nouvelle avec la vulgarisation de la laparotomie. On a pu saisir sur le vivant des lésions que l'autopsie seule pouvait révéler quand une affection intercurrente enlevait la malade. Les longues, patientes recherches de Bernutz avaient déjà bien établi l'existence fréquente de la salpingite ; mais combien cette affection a mieux été connue quand les progrès de la chirurgie ont fait de la laparotomie une opération presque vulgaire ! Nous avons eu l'honneur de passer l'une de nos années d'internat dans le service de M. le Dr Championnière, et là nous avons eu souvent l'occasion de voir des lésions des annexes ; c'est chez lui que nous avons trouvé les principaux matériaux de ce travail.

L'ovarite chronique a déjà souvent été étudiée. Chéreau en France (1844), Tilt en Angleterre (1850) les premiers ont appelé l'attention sur les affections de l'ovaire. Mais il faut avouer que les notions acquises étaient assez vagues. Les lésions de l'ovaire ont longtemps été englobées avec la salpingite sous les noms divers de phlegmon péri-utérin, de paramétrite, ou de périmétrite. Ce sont des termes vagues que les travaux récents autorisent sinon à rejeter complètement, du moins à considérer comme affections rares. La laparotomie a montré en effet que dans la majorité des cas, ces lésions avaient pour point de départ, soit une altération de la trompe, soit une altération de l'ovaire, et presque toujours, on peut le dire, une altération de la trompe et de l'ovaire, une ovario salpingite.

L'ovaire seul peut être atteint. Gallard et son élève Dalché ont montré l'existence de l'ovarite chronique primitive sans lésions concomitantes de la trompe ou de l'utérus. L. Tait a dégagé certains types d'ovarite chronique primitive, ainsi que nous le verrons, et en particulier, après Rokitansky, qui le premier l'a décrite, le chirurgien anglais a parlé de l'ovarite folliculeuse. Cette forme est connue aussi sous le nom de dégénérescence microkystique de l'ovaire, de kystome de l'ovaire, d'ovarite folliculeuse. Avec M. le professeur Trélat, nous préférons la dénomination plus simple : ovaires à petits kystes. L'expression « petits ovaires kystiques » que l'on donne souvent à cette affection est défectueuse; car elle fait croire que les ovaires ont diminué de volume, ce que la lésion ne comporte pas habituellement. Les ovaires à petits kystes ont été peu étudiés : les renseignements bibliographiques ne nous ont pas paru suffisants pour nous autoriser à tracer l'historique de la question.

Ils ont été observés chez les enfants, les adultes, les vieillards. Boullard, Meyer (de Bonn), de Sinéty, Cullingworth ont montré et décrit les premiers. Cruveilhier a étudié les derniers. Nous ne nous occuperons que des ovaires à petits kystes de l'adulte que nous avons seulement vus et qui déterminent des symptômes spéciaux, pathologiques.

Avant de commencer cette étude et une fois pour toutes nous devons séparer cette variété de kystes des grosses tumeurs kystiques. Les ovaires à petits kystes ne dépassent pas un certain volume : assez rarement ils atteignent la grosseur d'un œuf de poule ou d'une mandarine. Leur structure diffère essentiellement des kystes multiloculaires. Ceux-ci, en effet, d'après les travaux de MM. Malassez et de Sinéty, constituent des tumeurs épithéliales, des épithéliomas proliférant rapidement avec des cellules épithéliales de formes diverses, métatypiques.

Ces épithéliomas augmentent avec rapidité, produisent des tumeurs volumineuses et parfois des phénomènes de généralisations (1). Elles ne donnent lieu à aucun symptôme appréciable avant d'avoir atteint

(1) Poupinel, Th. 1886.

un volume qui les dénonce. Il n'en est pas de même des ovaires à petits kystes. Leurs lésions sont surtout constituées ainsi que nous le verrons, par une fonte de l'épithelium du follicule. On n'y rencontre point de transformations épithéliales, pas de cellules métatypiques. Ils ne se révèlent presque jamais par le simple palper, et dès le commencement ils occasionnent des symptômes douloureux qui ne s'observent point dans les kystes multiloculaires ou pauciloculaires au début.

En terminant nos études médicales, nous considérons comme un devoir agréable à remplir, de témoigner notre reconnaissance aux maîtres qui nous ont guidé de leurs conseils et qui nous ont instruit.

Que M. le Dr Championnière qui nous a donné l'idée de ce travail et fourni de nombreuses observations, veuille agréer l'assurance de notre profonde gratitude pour les connaissances si pratiques que nous avons acquises pendant l'année d'internat que nous avons passée dans son service.

Nous devons aussi remercier spécialement notre maître M. le Dr Tillaux, chez lequel nous venons de terminer nos études : nous nous félicitons vivement d'avoir passé une année d'internat chez ce maître dont l'enseignement clinique nous a été très profitable.

Que nos maîtres, M. le professeur Bouchard, MM. Siredey, Robin et Berger soient assurés de notre vive reconnaissonce.

Nous n'oublierons pas M. le Dr Cazin (de Berck) qui nous a initié à la chirurgie des enfants et qui nous a accueilli d'une façon si sympathique.

Nous remercions vivement M. le professeur Trélat d'avoir bien voulu nous faire l'honneur d'accepter la présidence de notre thèse.

Mes collègues et amis, MM. Rochon, Duvigneau et Pilliet dont la compétence en histologie est connue nous ont fourni des examens microscopiques d'ovaires à petits kystes. Nous tenons à leur assurer ici notre vive affection.

Étiologie.

Les causes capables de produire les ovaires à petits kystes sont variées. Tantôt en effet cette lésion existe seule sans aucune lésion concomitante, tantôt au contraire on trouve en même temps des altérations de l'utérus ou des tumeurs développées dans les organes voisins.

Si la lésion existe seule, certains auteurs ont prétendu qu'elle pouvait être consécutive à une ovarite aiguë développée à l'occasion d'un accouchement antérieur, par infection puerpérale. Il est certain que cette affection est relativement très fréquente chez les femmes qui ont eu des grossesses. Mais dans ces cas, elle se complique ordinairement de lésions utérines telles que l'endométrite, ou de lésions des trompes, et elle ne rentre pas dans le groupe des ovaires à petits kystes primitifs. D'après Henry Gervis (1) l'ovarite chronique folliculeuse, dans la grande majorité des cas, est due à une affection utérine préexistante. Rares sont les exemples d'ovarite aiguë auxquels succède la forme subaiguë ou chronique. Gervis cite 7 cas traités dans son service presque simultanément pour de l'ovarite chronique : 3 étaient accompagnés de flexion, 2 d'endométrite, 3 de paramétrite, dans l'un de ces derniers l'utérus était en rétroflexion.

Pour Martin (2) il est rare de voir l'ovarite chronique succéder à l'ovarite aiguë.

Cette question est d'autant plus difficile à juger que les preuves sont difficiles à établir. Ce qu'il est possible d'affirmer d'après les connaissances actuelles, c'est que l'ovarite aiguë primitive est exceptionnelle, car presque constamment elle est consécutive à des lésions de l'utérus transmises à l'ovaire par la muqueuse ou les lymphatiques suivant les théories adoptées.

(1) HENRY GERVIS, *Brit. Med. J.* London, 1883, I, p. 193.
(2) MARTIN, *Traité clinique des maladies des femmes*, p. 511.

Observation I. — Mrs P..., 40 ans, mariée depuis 12 ans. 1er accouchement au forceps, ni ménorrhagies, ni métrorrhagies. Leucorrhée peu abondante. Rien du côté de la vessie. Constipation. Pendant les 10 années précédentes elle a souffert de douleurs dans le côté gauche s'exaspérant par la station ou la marche ; elles s'irradiaient dans les reins, après les diagnostics variés de divers médecins, Dudley trouve chez la malade un ovaire gauche prolabé et des varicocèles dans chaque ligament large.

Le 10 mai 1887, *laparotomie*. Dilatation énorme des veines ovariennes qui atteignent le volume du petit doigt. Ablation des trompes et des ovaires. Les trompes sont saines. Les 2 ovaires sont atrophiés et remplis de petits kystes. 14 mois après, la malade écrivait qu'elle se portait merveilleusement.

Observation II. — Mrs. L..., 33 ans, mariée à 26 ans, entrée à l'hôpital le 24 juin 1887. Réglée à 15 ans. Règles régulières, mais avec des douleurs *dans les côtés et le dos*. 3 accouchements : le 1er au forceps, une fausse couche puis, 3e accouchement il y a 3 ans. Pas de ménorrhagies ni de métrorrhagies. La miction est *souvent douloureuse*. Marche difficile, ménopause *il* y a un an et demi. A son entrée à l'hôpital la malade accuse des douleurs vives dans le bas-ventre et dans les reins ; dyspepsie.

Au toucher les ovaires paraissent gros.

Laparotomie. Le 9 février 1888. Ablation des annexes et des ligaments larges aussi loin que possible. La malade guérit et quitte l'hôpital cinq semaines après.

L'examen histologique fut fait par le professeur Porter qui observa les lésions suivantes : les ovaires sont gros et renferment une certaine quantité de petits kystes, quelques-uns sont remplis d'un sérum clair et d'autres d'une substance semi-gélatineuse. Le stroma de l'ovaire est formé de tissu conjonctif fibrillaire blanc, de fibres musculaires en petit nombre et de vaisseaux sanguins. Les parois des petites artères sont en général épaissies. Dans quelques-unes la lumière est diminuée, tandis que dans d'autres elle est élargie. Cette lésion trouble la nutrition de la glande et tend à produire un engorgement capillaire. Les trompes de Fallope sont normales. Les veines des ligaments larges sont très dilatées et présentent les caractères microscopiques des veines variqueuses. En présence de ces faits Dudley conclut à l'analogie entre le varicocèle scrotal et le varicocèle pampiniforme déterminant tous deux l'atrophie de la glande avec production d'une dégénérescence kystique et conséquemment la stérilité.

Obs. III (Due à l'obligeance de M. Championnière). — Bar, Émilie, 27 ans, journalière, entre à l'Isolement le 5 juillet 1889. Cette malade souffre depuis 4 ans, époque où elle est accouchée. Quelque temps auparavant elle avait fait une chute, et c'est depuis cette époque qu'elle éprouve des douleurs abdominales. Douleur très vive à la pression, au niveau de l'angle gauche de l'utérus, on trouve une tumeur dans cette région plus appréciable au palper de l'abdomen qu'au toucher. Douleur plus légère au niveau de l'angle droit. Utérus mobile, peu volumineux, ne paraissant pas altéré. Laparotomie le 16 juillet 1889. Incision sous-ombilicale. L'ovaire et la trompe gauches sont fixés par des adhérences très solides, dont plusieurs intestinales ; détachement laborieux. L'ovaire et la trompe soulevés ont au-dessous d'eux un lacis de vaisseaux extrêmement volumineux, les veines paraissent dilatées, variqueuses. 3 fils de soie sur le pédicule. L'ovaire droit est de médiocre volume, sans adhérences et paraît sain. Je le laisse en place.

L'ovaire enlevé était fixé avec le pavillon de la trompe sur l'intestin. En ce point l'ovaire présente une bosselure très dure ; toute la surface est du reste semée de bosselures de moindre volume et constituées manifestement par des kystes. La grosse bosselure étant sectionnée présente une induration du volume d'une grosse noisette constituée par un épanchement sanguin dont le centre jaunâtre a l'air d'un énorme corps jaune ; il est contenu dans une cavité revêtue d'une sorte de membrane limitante : au voisinage on rencontre plusieurs kystes peu volumineux dont deux sont entourés d'une membrane tomenteuse rougeâtre. On trouve encore à la périphérie d'autres kystes, à contenu transparent, mais à parois vascularisées. La trompe est absolument saine ; elle ne contient pas de liquide ; son aspect et sa consistance ne sont modifiés que dans le voisinage immédiat des points adhérents.

Les suites opératoires sont très simples. La malade sort le 11 août, n'éprouvant aucune douleur.

Observation IV (Due à l'obligeance de M. Championnière). — Gib..., Maria, 22 ans, journalière, entre à l'Isolement le 22 juin 1889. La malade a eu 2 enfants, le premier à 18 ans, le second il y a 13 mois. Les douleurs dans le bas-ventre ont commencé après le premier accouchement ; elles ont augmenté après le second.

Douleurs vives dans le bas-ventre et les reins, avec irradiations intenses dans la cuisse gauche. Elles sont exaspérées par la marche. Au palper, douleurs des deux côtés sur les parties latérales de l'utérus. Le toucher est très douloureux dans le cul-de-sac gauche ; on y trouve une tuméfaction très nette.

Laparotomie, le 9 juillet : Incision sous-ombilicale. Ovaire gauche de médiocre volume, sans adhérences ; donnant une sensation de fluctuation. Les veines qui en émanent sont très volumineuses, variqueuses, deux petits kystes au voisinage du pavillon de la trompe. 3 fils de soie en chaîne, nettoyage à la solution phéniquée forte. L'ovaire présente à sa surface de petites bosselures et sur certains points il y a une sorte de fluctuation : la trompe paraît saine. A la coupe on constate l'existence d'un assez grand nombre de petits kystes à contenu transparent. L'un d'eux est tapissé par une sorte de fausse membrane épaisse comme tomenteuse. Dans une cavité kystique existe un petit épanchement sanguin de date très récente.

La malade sort le 31 juillet 1889, n'éprouvant plus aucune douleur.

Les kystes dermoïdes, les kystes du ligament large, les kystes multiloculaires, ces deux derniers surtout agissent de la même façon que *les varices du plexus ovarien. Ils gênent la circulation en retour* produisent de l'œdème de l'ovaire et l'hydropisie des follicules de de Graaf. Il nous paraît inutile d'insister actuellement sur ces causes dont nous étudierons mieux le mécanisme quand nous examinerons la pathogénie.

Nous arrivons à un ordre de causes beaucoup plus fréquentes que les précédentes: c'est l'apparition de la dégénérescence microcystique de l'ovaire consécutive à une inflammation de l'utérus et des trompes.

Sur 47 cas d'ovaires kystiques que M. Championnière a eu l'extrême obligeance de nous communiquer, nous en trouvons 28 dans lesquels les trompes étaient manifestement altérées à l'œil nu et 19 où elles ne paraissaient pas lésées; dans ce dernier groupe un certain nombre de trompes étaient adhérentes, rattachées par des fausses membranes aux organes du voisinage. L'examen histologique n'en a pas été fait ; il est par conséquent impossible de dire d'une façon absolue s'il n'existait réellement aucune lésion. Il est possible en outre qu'elles aient été lésées antérieurement et que la lésion ait rétrocédé : c'est ce que tendraient à faire croire les adhérences persistantes. Nous ne pouvons donc pas établir une relation bien exacte entre l'ovarite folliculeuse qu'on peut appeler primitive et l'ovarite consécutive à une altération inflammatoire de l'utérus et des trompes. Néanmoins on peut affirmer que la seconde variété est plus fréquente que la première.

Toutes les causes capables de produire la salpingite peuvent par conséquent agir sur l'ovaire et déterminer l'apparition de l'ovarite folliculeuse. En première ligne il faut placer la parturition. Nombre de femmes font remonter les premières douleurs pelviennes à cette époque; c'est là un fait indéniable. La région ovarique dans ce cas reste douloureuse sans que la femme ait présenté de symptômes d'infection puerpérale, sans qu'elle ait été obligée de garder le lit après l'accouchement au delà du temps nécessaire. Dans d'autres cas l'accouchement a été difficile, on a été obligé d'intervenir et après ces manœuvres la femme a été infectée, elle a eu de la lymphangite utérine ou de l'endométrite septique.

C'est par les agents septiques qui se transmettent à l'ovaire par l'utérus ou les lymphatiques qu'agit la blennorrhagie cause beaucoup moins fréquente que l'accouchement.

De la même façon agissent les cautérisations du col qui, comme le fait remarquer M. Championnière, ne donnent pas souvent de bons résultats, mais en revanche peuvent faire beaucoup de mal; de même les injections vaginales faites sans mesure ou avec des canules malpropres.

Si nous ne mentionnons pas l'endométrite septique c'est qu'ellemême a pour origine les causes précédentes, et que souvent elle constitue le premier stade des altérations des annexes.

Dans nos recherches nous n'avons pas vu signaler la présence des adhérences de l'ovaire et de la trompe comme causes de l'ovarite folliculeuse; elles nous paraissent cependant avoir une véritable influence sur son développement. Les fausses membranes sont en effet un foyer inflammatoire prêt à se rallumer constamment sous l'influence des moindres excès, des moindres traumatismes : l'apparition des règles est parfois une cause suffisante. Ces adhérences qui entourent les trompes, les ovaires, retentissent fatalement sur ces organes et provoquent une hyperhémie active, et la production d'hydropisie folliculaire.

Un grand nombre d'auteurs ont incriminé la sclérose de l'ovaire. Nous croyons, ainsi que nous essaierons de le démontrer ultérieurement, que dans ce cas ils ont confondu l'effet avec la cause et qu'il y a une distinction à établir entre le mode d'apparition de ces deux processus, la sclérose paraissant être consécutive à l'ovarite folliculeuse.

Anatomie pathologique.

Les petits ovaires kystiques appartiennent à tout âge. Cruveilhier en a observé chez de vieilles femmes (1) ; Boullard, de Sinéty et d'autres les ont vus chez des enfants. Mais ces ovaires microcystiques diffèrent de ceux de l'adulte et nous limiterons notre étude à ces derniers.

Souvent *la lésion est bilatérale*, c'est même la généralité des cas, pour peu que l'affection soit un peu ancienne. Quand elle est unilatérale elle siège presque toujours à gauche, ainsi que L. Tait et plusieurs autres auteurs l'ont fait remarquer. Des explications très variées ont été données de ce fait. Pour les uns les positions occipito-iliaques gauches étant les plus fréquentes, les organes du petit bassin et en particulier l'ovaire sont comprimés. Suivant la remarque de M. Dalché (2), ces auteurs oublient que beaucoup de ces malades n'ont jamais eu et n'auront jamais d'enfants. Les autres veulent que l'S iliaque entrave la circulation de la veine ovarique. La veine utéro-ovarique gauche se jetant à angle droit dans la veine rénale, le sang circule plus difficilement et les congestions sont favorisées de ce côté. L. Tait invoque comme cause l'absence de valvules dans la veine ovarique gauche tandis que la droite en possède. Quoi qu'il en soit un fait est acquis, c'est la plus grande fréquence de la lésion à gauche. Une chose curieuse est le passage de la lésion d'un côté à l'autre. D'abord localisée à gauche pendant un temps plus ou moins long, elle se manifeste à droite, formant comme l'épididymite une véritable ovarite à bascule ; si la malade se repose la douleur disparait du côté gauche, persistant à droite ; si elle marche elle ne tarde pas à reparaître.

Le volume de l'ovaire atteint est extrêmement variable, tantôt il

(1) CRUVEILHIER. *Anatomie pathol.*, t. III, p. 258.
(2) *De l'ovarite*, 1885, p. 22.

dépasse à peine la grosseur d'un ovaire normal ; d'autres fois il atteint le volume d'un œuf de pigeon et même d'une mandarine. Cette différence dans le volume dépend beaucoup plus de la dimension des kystes que de leur nombre qui est très inconstant. Il n'y a parfois qu'un petit nombre de kystes : les kystes gros atteignant le volume d'un marron sont dans ce groupe. Dans l'observation V à côté d'un kyste assez volumineux s'en trouvait un autre inclus dans le parenchyme ovarien. Les petits kystes de la grosseur d'une tête d'épingle, d'une lentille, sont au contraire multiples le plus souvent : on les trouve disséminés ou agglomérés à la surface de l'ovaire ou dans l'épaisseur de cet organe.

L'ovaire microcystique type présente à sa surface de petites saillies arrondies, parfaitement transparentes, formées par une membrane très mince que la pointe du bistouri crève avec la plus grande facilité. Elles laissent alors échapper un liquide parfaitement limpide, incolore, analogue à l'eau claire ou au liquide des kystes hydatiques. La surface interne de ces petites cavités est tapissée par une mince membrane blanchâtre lisse, quelquefois légèrement tomenteuse, très mince également. S'il s'agit de gros kystes, les caractères du kyste et du liquide sont les mêmes, mais le parenchyme de l'ovaire est généralement aplati et réduit dans sa masse.

L'observation suivante est un exemple de ces kystes volumineux.

Observation V (Personnelle). — *Ovaire gauche kystique et adhérent. Hémorrhagies dans l'ovaire droit.*

La nommée B..., Augustine, 25 ans, couturière, entre le 17 mars 1888 à l'Isolement, service de M. Championnière.

Les antécédents héréditaires n'offrent rien de particulier. Pendant l'enfance la malade a eu des manifestations strumeuses ; gourme, glandes dans le cou, maux d'yeux, écoulement d'oreilles.

Pendant longtemps elle a été très nerveuse. Elle a eu des attaques avec convulsions et perte de connaissance. Depuis 6 ans ces attaques n'ont pas reparu.

Réglée à 17 ans : les règles étaient régulières avant la maladie. Elle perdait pendant 8, 10 jours.

Mariée il y a 6 ans. Pas de grossesse.

Il y a 8 mois pour la première fois la malade a ressenti subitement des douleurs dans le bas-ventre ; auparavant elle n'avait jamais souffert. Pendant

3 semaines elles ont été assez intenses pour la forcer à garder le lit. Une ménorrhagie qui a duré 15 jours s'est manifestée à cette époque. Aucun accident, rien ne peut être relevé par la malade pour expliquer ces phénomènes.

Après 3 semaines de repos complet, elle essaya de recommencer son travail, mais bientôt elle fut obligée de cesser. Depuis 6 mois elle ne travaille plus.

Couchée, les douleurs se calment, mais dès qu'elle se lève elles recommencent aussitôt. Elles existaient d'abord dans le bas-ventre maintenant elles siègent dans le flanc gauche avec irradiations dans la région lombaire.

Les règles sont irrégulières depuis l'apparition des douleurs, souvent elles se montrent 2 fois par mois, assez abondamment.

La malade est maigre, d'apparence lymphatique.

Le palper ne donne aucun renseignement. Au toucher on trouve le col dur, peu élevé, régulier, conique. Orifice vierge tourné en arrière. L'utérus est mobile, le fond est tourné en avant, sans cependant qu'il y ait antéversion, volume normal.

Le cul-de-sac gauche paraît libre au premier abord, mais en enfonçant le doigt profondément, on trouve nettement un peu en dehors un empâtement dépressible, et par le toucher bimanuel on reconnaît parfaitement une petite tumeur exactement circonscrite. Elle a sa paroi lisse, rénitente. Elle échappe au doigt dès qu'on cesse de presser sur la paroi abdominale. Toucher douloureux de ce côté. La tumeur est indépendante de l'utérus, aucun cordon ne paraît la relier à cet organe.

Dans le cul-de-sac latéral droit, on trouve une tumeur dure, mobile avec l'utérus auquel elle tient intimement.

10 avril. L'état n'a pas changé. La fosse iliaque gauche reste très douloureuse à la pression. Même toucher.

Le 16. *Laparotomie* faite par M. Championnière. Incision sous-ombilicale. L'ovaire gauche est adhérent profondément et très difficile à énucléer. Il est attiré au dehors et présente un kyste du volume d'un œuf de pigeon, qui donnait la sensation de tumeur perçue au toucher. Ligature du pédicule *avec un fil double et un simple.*

A droite l'ovaire est également adhérent ; il paraît altéré. Ligature du pédicule près de l'utérus avec un fil double de soie et un simple, croisés en chaîne.

L'opération a duré une heure.

Pièces. Ovaire gauche. Kyste de la grosseur d'un œuf de pigeon rempli de liquide séreux. Paroi blanche tomenteuse. Un seul autre petit kyste est trouvé dans l'ovaire.

La trompe correspondante ne paraît pas altérée.

Ovaire droit. L'ovaire droit coupé par le milieu présente des foyers noirâtres paraissant dus à des hémorrhagies ; pas de kystes. La trompe correspondante est volumineuse, la muqueuse rouge hyperhémiée fait saillie à travers une coupe longitudinale. Elle présente les lésions de la salpingite catarrhale.

Après l'opération on purge la malade avec une cuillerée à café de citrate de magnésie.

Le 17. Quelques vomissements dus au chloroforme. Malade calme, quelques phénomènes nerveux (étouffements, constriction au creux épigastrique). Selles pendant la journée.

Le 18. Bon état. Sensation de pesanteur dans la région lombaire.

Le 19. Règles apparaissent, assez abondantes.

Le 20. Règles ont cessé en même temps que la douleur des reins.

Le 26. 1er pansement. On coupe les fils profonds. Excellent état.

16 mai. La malade quitte la salle aussi bien que possible.

Nous avons revu cette malade en décembre. Elle était atteinte d'un ostéosarcome du bassin.

Si on fait des coupes parallèles au plan passant par le grand axe de l'ovaire, on peut trouver des aspects très divers. Dans les cas types le parenchyme renferme des kystes en plus ou moins grand nombre : parfois ils sont tellement nombreux que le tissu ovarique a disparu et semble remplacé par des trabécules. Ces kystes siègent dans toute l'épaisseur de l'ovaire. On les trouve de préférence au voisinage de la couche ovigène, mais ils existent aussi dans l'épaisseur du bulbe. L'intérieur de l'ovaire ressemble alors à du tissu alvéolaire, les kystes ne communiquant pas ensemble.

Dans une deuxième variété on trouve les ovaires œdémateux. C'est là un fait sur lequel notre maître, M. Championnière, a bien souvent appelé notre attention à la suite de castrations. Au lieu de la coupe sèche que présentent les ovaires normaux la section de ces ovaires offre une surface brillante, humide, suintant facilement dès qu'on la presse. Ils paraissent avoir macéré dans l'eau pendant quelque temps. Souvent on trouve les ovaires œdémateux simplement sans kystes ni à leur surface, ni dans leur épaisseur. D'autres fois un nombre plus ou moins grand de kystes coexistent avec l'œdème. Ces ovaires se rencontrent particulièrement avec les fibromyômes utérins, les tumeurs du ligament large, les kystes dermoïdes développés dans le petit bassin, en un mot avec les tumeurs qui mettent obstacle à la circulation en retour de l'ovaire. Citons à ce propos quelques observations résumées dues à l'obligeance de M. Championnière.

OBSERVATION VI. — *Corps fibreux de l'utérus. — Adhérences des ovaires. — Ovaire gauche sclérosé. — Ovaire droit œdémateux*

Sen..., Florence, 43 ans, chapelière, entrée à l'Isolement le 25 février 1889, 1re couche à 17 ans. Plus de grossesse depuis. Douleurs depuis 1875. Les règles ont toujours été régulières. Depuis deux ans, règles plus abondantes, douloureuses. Métrorrhagie il y a 5 mois.

Actuellement douleur vive du côté gauche. Au palper douleur dans la fosse iliaque gauche, moins vive à droite. Au toucher, tumeur très nette à gauche déplaçant l'utérus, à droite empâtement dans le cul-de-sac.

Laparotomie le 4 février 1889. Incision sous-ombilicale large. L'ovaire gauche facilement atteint est dur et atrophié, quelques adhérences. Pédicule lié avec 3 fils de soie croisés.

Ovaire droit extrêmement adhérent de toutes parts. Décollement très laborieux, ablation de l'ovaire. Ligature du pédicule avec 3 fils de soie en chaîne.

Durée de l'opération une heure.

Pièces. L'ovaire gauche est dur et atrophié, criant sous le scalpel. L'ovaire droit est plus volumineux. A la coupe il est brillant, humide et laisse suinter du liquide quand on le comprime. Pas de kystes.

L'utérus gros et irrégulier contenait des corps fibreux.

Pendant la convalescence se produisent quelques accidents d'asthme et de congestion. Néanmoins, la malade sort en très bon état le 22 mars, elle n'éprouve aucune douleur.

OBSERVATION VII. — *Petits ovaires kystique. — Ovaire droit kystique et œdémateux.*

Gr..., Jeanne, 29 ans ans, entrée à l'Isolement le 5 septembre 1889. — Femme vierge. La malade souffre constamment depuis 12 ans. Depuis 2 ans elle est complètement immobilisée. La douleur rend la marche impossible. Douleur constante, exagérée par les règles qui s'accompagnent de véritables pertes.

Au toucher on ne sent aucune tumeur, mais les ovaires sont gros, très douloureux surtout à gauche.

Laparotomie, le 23 septembre 1889. A gauche, ovaire volumineux avec kyste assez important. Cicatrices très prononcées de la surface. Pédicule lié avec 3 fils de soie.

A droite, ovaire plus volumineux encore, œdématié, présentant les caractères énoncés précédemment.

Pièces. La coupe macroscopique du premier ovaire montre des kystes multipliés avec des parties intermédiaires sclérosées, pas de corps jaunes. A droite, plusieurs kystes à la coupe : un corps jaune de petit volume et un autre énorme avec un épanchement sanguin considérable. Dans l'épaisseur, plusieurs petits kystes dont l'un à paroi tomenteuse.

La malade sort en très bon état, n'éprouvant plus de douleurs, le 17 octobre 1889.

Observation VIII. — *Ovaires kystiques et œdémateux* (Personnelle).

M..., Léonie, 25 ans, femme de chambre, entrée le 24 juillet 1888 à l'Isolement, lit n° 20.

Les antécédents héréditaires et personnels sont bons. Quelques accidents strumeux pendant l'enfance (gourme, ganglions cervicaux).

Réglée à 14 ans, règles irrégulières, durant 5 à 6 jours, peu abondantes. Pas de métrorrhagie. Règles peu douloureuses avant la maladie, elles le sont devenues depuis. Mariée à 20 ans. Accouchement à terme à 21 ans 1/2, normal. Elle s'est levée au bout de 9 jours : un mois et demi après l'accouchement sont survenues les douleurs qui existent actuellement. Elles se manifestaient surtout au moment des règles. Elles commençaient quelques jours auparavant et ne cessaient que 4, 5 ou 6 jours après leur disparition. Elles duraient en moyenne 12 à 14 jours. Elles siégeaient particulièrement dans le flanc droit, s'irradiant dans les reins et la partie supérieure de la cuisse correspondante. Ces douleurs qui ont continué sous cette forme sont aiguës, lancinantes. Elles sont peu vives au moment de leur apparition, puis elles vont en augmentant progressivement pour diminuer ensuite. Elles sont souvent accompagnées de vomissements bilieux. Défécation douloureuse quoique la malade ne soit pas constipée habituellement. Le coït n'est pas douloureux. Miction normale.

La malade présente un bon état général. Pas d'amaigrissement. Digestions difficiles. Flatulence, pyrosis après le repas. Sensation d'étouffement. Pas de crises nerveuses. Pas de boule hystérique.

Palper négatif. Toutefois, un point douloureux dans la fosse iliaque droite quand on déprime un peu profondément la paroi abdominale. Au toucher, col petit, un peu effacé, surtout à gauche, ferme, orifice petit. Utérus mobile, peu volumineux. Culs-de-sac gauche et postérieur libres. Dans le droit en déprimant profondément la muqueuse, on sent une tumeur lisse, rénitente, douloureuse au toucher, paraissant se relier à l'utérus par un cordon assez mince. Par le toucher bimanuel cette tumeur a le volume d'un œuf environ. Par le toucher rectal on sent nettement la tumeur sur la partie droite de l'utérus. Un sillon vertical la sépare de l'utérus. La face postérieure est lisse, rénitente, pas douloureuse au toucher.

A gauche, le toucher est négatif.

Laparotomie faite par M. Championnière le 30 juillet 1888. La trompe droite parait saine. l'ovaire est gros et contient quelques petits kystes et une hémorrhagie. Au-dessus un corps fibreux occupe l'angle de l'utérus. Trois fils croisés sur le pédicule. Cet ovaire est nettement œdémateux à la coupe. Le tissu ovarique parait infiltré de liquide.

A gauche, l'ovaire est moins gros. Deux fils sur le pédicule. Cet ovaire renferme une quantité de petits kystes et est comme le précédent infiltré de sérosité dans ses parties saines.

Les suites de l'opération, à part quelques réflexes gutturaux, furent très simples et la malade sortit un mois après son opération en très bon état, ne ressentant plus aucune douleur.

Observation IX (Personnelle, résumée). — *Adhérences de l'ovaire. Ovaire scléreux et œdémateux.*

D.... Félicie, 33 ans, concierge, entre le 12 janvier 1889 à l'Isolement, lit n° 8. Fièvre typhoïde à 16 ans. Bronchites fréquentes. Hystérie avec crises, perte de connaissance et convulsions. Boule hystérique. Constriction thoracique. Réglée à 17 ans, toujours régulièrement et sans douleur. Mariée à vingt ans. Deux grossesses à terme et une fausse couche à la suite d'une chute sur le ventre. Le premier accouchement a été terminé par une version. Le deuxième a été normal, mais suivi d'une hémorrhagie abondante. A la suite, douleurs vives dans le côté gauche qui ont fait garder le lit peu. 2 mois 1/2.

Hémorrhagie également très abondante après la fausse couche suivie de douleurs violentes dans le côté gauche qui ont encore forcé la malade à garder le lit pendant environ 1 mois 1/2.

Le début de la maladie remonte au premier accouchement il y a 13 ans. Il s'est manifesté par des douleurs qui ont duré quelques temps et se sont calmées. Elles ont reparu après le deuxième accouchement et surtout après la fausse couche. Elles ont beaucoup augmenté depuis 7 mois, époque à laquelle la malade a eu un arrêt brusque des règles, avec douleurs très vives dans le bas-ventre. Depuis ce moment, elle ne peut se lever sous peine de voir apparaître une douleur extrêmement violente. La douleur siège dans le bas-ventre, s'irradiant dans les reins et les cuisses. Elle est exacerbée par la défécation, ce qui cause une constipation habituelle. Coït très douloureux. La malade a le faciès fatigué, les traits tirés.

Au palper, douleur très vive dans le côté gauche : pas de tumeur au toucher, le col est dirigé en bas et légèrement en avant ; orifice déchiqueté transversalement. Utérus petit mobile. En arrière, dans le cul-de-sac postérieur, immédiatement accolée à la face postérieure de l'utérus, on sent très nettement une tumeur arrondie, lisse, douloureuse, qui ne paraît pas être le fond de l'utérus.

Dans le cul-de-sac latéral gauche on sent également par le toucher bimanuel de l'empâtement assez profond. Il est difficile de mieux explorer à cause de la douleur très vive que provoque le palper. Douleur vive dans le cul de-sac latéral droit. On ne sent pas de tumeur.

Par le toucher rectal la tumeur du cul-de-sac postérieur fait une saillie très prononcée dans la cavité du rectum. Elle est extrêmement douloureuse au toucher.

Laparotomie faite par M. Championnière le 21 janvier 1889. Incision sous-ombilicale petite. Fond de l'utérus élevé, volumineux. Ovaire droit sain, sans adhérences, laissé en place. L'ovaire gauche présente un volume double, la trompe est saine. Ligature du pédicule avec 3 fils croisés. Cet ovaire est très œdémateux. Certaines parties sont dures et sclérosées. Il présente des adhérences qui le fixent dans le cul-de-sac de Douglas en arrière de l'utérus.

Beaucoup de vomissements après l'opération. Suites très simples. La malade quitte la salle le 25 février en bon état et ne souffrant plus.

Les observations précédentes nous montrent des ovaires œdématiés ou non renfermant des kystes séreux. A côté de ces kystes à contenu limpide, on peut trouver de véritables kystes sanguins. Ils ont été mentionnés par notre collègue Rollin, dans sa thèse inaugurale : « Un épanchement sanguin plus ou moins considérable se mêle au liquide déjà contenu dans le follicule, et on se trouve alors en présence d'un kyste sanguin de l'ovaire. Le contenu des follicules n'est pas du sang pur ; on ne trouve pas dans ces kystes un caillot plus ou moins fibrineux ; le contenu est formé d'un liquide sanguinolent » (1).

Ces kystes n'atteignent généralement pas un volume considérable et il paraît douteux, comme l'ont dit certains auteurs, qu'ils puissent donner lieu à une hématocèle pelvienne.

Enfin, avec les petits kystes à liquide clair peuvent exister des kystes purulents. Nous trouvons dans l'observation suivante ces variétés réunies.

OBSERVATION X. (Résumée. Communiquée par M. CHAMPIONNIÈRE). *Ovarite kystique, double, douloureuse.*

M..., Ch., 34 ans, couturière, entre le 19 juin 1889. Vives douleurs dans la région iliaque gauche. Le palper est négatif, même sous le chloroforme. Par le toucher bimanuel on trouve à gauche contre l'angle utérin une tumeur assez volumineuse, très nette, qui est l'ovaire.

Laparotomie le 8 juillet 1889. Ovaire gauche volumineux, adhérent de toutes parts ; adhérences faibles, facilement déchirées, trompe peu développée, paraissant saine. Ligature du pédicule avec 3 fils en chaîne.

A droite ovaire sans adhérences, mais plus volumineux encore qu'à gauche, 3 fils de soie sur le pédicule. Au cours de l'opération exploration soigneuse de l'abdomen. Aucune tumeur.

Pièces. — Les 2 ovaires sont farcis de petits kystes. A gauche 5 à 6 petits kystes dans le ligament de la trompe et de l'ovaire. Plusieurs kystes dans l'intérieur de l'ovaire. Bosselures de l'ovaire gauche. Un corps jaune très petit.

A droite l'ovaire est plus volumineux. A la coupe nombreux kystes à des états différents. Les uns contiennent du liquide transparent, d'autres un liquide louche, séro purulent, d'autres du sang. Des parties blanchâtres, arrondies fibreuses, semblent être des restes de kystes après sclérose.

Suites simples. La malade sort guérie le 4 août 1889, ne souffrant pas.

OBSERVATION XI (Personnelle). — *Ovario-salpingite double ; ablation des trompes et des ovaires*, par M. CHAMPIONNIÈRE.

Mme Rih., 29 ans, entre le 11 janvier 1889, à l'Isolement, lit no 22. Les antécédents héréditaires et personnels sont bons.

Réglée à 13 ans. Les règles ont toujours été régulières et sans douleur avant la maladie actuelle. Elles étaient abondantes et duraient 8 jours.

(1) ROLLIN. *Des hémorrhagies de l'ovaire*, 1889, p. 29.

Mariée à 23 ans. 1er accouchement 15 mois après le mariage ; 2e accouchement un an après le premier. Couches et suites de couches normales. Depuis le dernier accouchement, 2 pertes par mois. Il y a 2 ans, perte abondante avec caillots ; elle a duré 15 jours. Pas de cause connue de la malade. Le 13 novembre 1888, 2e perte plus abondante encore que la première.

Absence de règles du 13 novembre au 6 janvier, époque à laquelle les règles sont revenues pas très abondantes, mais accompagnées de caillots.

Les douleurs sont apparues après l'hémorrhagie du 13 novembre. Elles étaient très vives, empêchant la malade de marcher, siégeant dans le bas-ventre, l'aine, et s'irradiant vers les cuisses, les reins. Elles ont forcé la malade à garder le lit complètement, empêchant la station debout ; elles ne se calmaient qu'à l'aide de suppositoires.

Actuellement, la malade est pâle, faible ; elle dit avoir beaucoup maigri. Par le palper, à gauche, on sent de l'empâtement, profondément dans l'excavation du bassin. Toutefois, cette sensation n'est pas assez nette pour qu'on puisse bien délimiter la tumeur. Douleur très vive de ce côté.

Toucher vaginal : col gros, orifice un peu déchiqueté ; utérus mobile, peu volumineux, repoussé à droite par la tumeur qu'on sent dans le cul-de-sac latéral gauche. Cette tumeur est étendue transversalement dans toute l'étendue du cul-de-sac. Elle n'est pas adhérente à la muqueuse vaginale ; elle se laisse repousser en haut ; on la saisit très bien par le toucher bimanuel. Elle est allongée, de la grosseur d'un boudin et très douloureuse au toucher. Par le toucher rectal, on trouve un sillon large, séparant la tumeur de l'utérus.

Dans le cul-de-sac droit, empâtement profond, peu net, douloureux au toucher.

Laparatomie par M. Championnière, le 21 janvier 1889. Incision sous-ombilicale. A gauche, tumeur extrêmement adhérente au ligament large, à l'intestin, à la paroi abdominale, à la paroi pelvienne, à l'épiploon. Le détachement des adhérences est très difficile, celles en particulier qui existent avec l'intestin. Pendant ce travail, un kyste purulent de l'ovaire se rompt et laisse s'écouler une forte quantité de pus dans le petit bassin. Ligature du pédicule avec 3 fils de soie. La cavité du petit bassin est soigneusement lavée avec une éponge imbibée de la solution phéniquée forte. A droite, adhérences multiples également ; elles sont rompues. Ligature du pédicule avec 3 fils de soie en chaîne.

Pièces. — A gauche l'ovaire forme une poche kystique fusionnée avec le pavillon de la trompe qui lui est accolé et semble en faire partie. C'est cette poche qui a été déchirée pendant l'opération. A côté d'elle se trouvent 2 ou

3 poches secondaires également purulentes. La trompe correspondante est hypertrophiée. A la coupe sa muqueuse fait hernie au-dehors et il s'écoule une quantité de pus assez abondante.

A droite, ovaire très volumineux, mou. Cet ovaire est bosselé superficiellement et paraît rempli de nombreux petits kystes. A la section tout l'organe est altéré et creusé d'excavations kystiques. Quelques-unes de ces excavations atteignent le volume d'un gros pois. Presque toutes renferment du liquide incolore ; deux d'entre elles contiennent du pus.

Celles-ci ont le même aspect extérieurement que les autres excavations kystiques à liquide clair. La trompe correspondante est volumineuse, la muqueuse hypertrophiée, friable, fait saillie à travers la section. La cavité renferme du pus.

Lésions microscopiques. — Les auteurs classiques sont brefs sur ce point. On rencontre dans les recueils et dans les journaux étrangers des observations disséminées avec examen microscopique mais pas de considérations générales sur ces lésions. Dans les *Nouvelles archives de gynécologie* de 1888 nous trouvons une bonne étude de M. Petit sur ce sujet (1). Notre excellent ami et collègue Pilliet préparateur d'histologie à la Faculté de médecine a bien voulu nous communiquer les résultats d'examens histologiques ainsi que les réflexions qu'il en a tirées. Il nous paraît logique d'exposer d'abord les résultats de ces examens, ainsi que ceux que nous devons à notre collègue et ami, M. Rochon-Duvigneau.

OBSERVATION XII. — *Ovarite.* — *Castration double*, par M. RICHELOT (Due à l'obligeance de M. GAUTIER, interne des hôpitaux). (Résumée).

Caut., Madeleine, 23 ans, teinturière, entre le 7 novembre 1889. Salle Richard-Wallace.

Rien du côté des antécédents héréditaires. Réglée à 23 ans, régulièrement ; règles un peu douloureuses, peu abondantes, de courte durée (1, 2, 3 jours). Quelques accidents strumeux dans l'enfance.

La malade n'a marché qu'à partir de 3 ou 4 ans. Rachitisme qui l'a obligée de porter des appareils prothétiques pendant longtemps.

Premiers rapports sexuels à 22 ans.

A 18 ans 1/2 crises d'épilepsie ou peut-être d'hystérie. Gastralgie à partir

1. PETIT. *Nouv. arch. de gynécologie*. 1888, p. 296-316.

de 19 ans. A 20 ans fièvre typhoïde. A 22 ans grossesse qui a été très bonne. Accouchement le 7 mars 1889. Dystocie par rétrécissement du bassin. Le travail a duré 3 jours et s'est terminé par l'application du forceps. Le lendemain la température a atteint 40°, mais elle est ensuite redevenue normale. 12 jours après l'accouchement, la malade a repris ses occupations. Depuis ce moment elle a toujours souffert dans le bas-ventre, du côté gauche. Pendant deux mois elle a eu des pertes continuelles. Depuis cette époque les règles avancent ou retardent ; elles durent 5 à 6 jours et sont très abondantes. Douleurs avant, pendant et après les règles, plus fortes auparavant. Elles persistent dans l'intervalle des règles. Elles sont un peu diffuses, mais surtout marquées du côté gauche de l'abdomen. Leucorrhée dans l'intervalle des règles.

Au palper, douleur très marquée dans la fosse iliaque gauche. On sent une masse ronde, grosse comme une noix fuir sous le doigt. A droite on a la sensation d'un boudin glissant sous la main, la douleur est moins vive.

Au toucher : utérus très mobile, sans déviation, de petit volume. Culs-de-sac libres. Par le toucher bimanuel on sent les annexes glisser sous les doigts du côté gauche. La sensation de l'ovaire est particulièrement manifeste. A droite on perçoit un cordon ; l'ovaire est moins facile à sentir. Les douleurs sont peu marquées de ce côté.

Au spéculum : col petit, un peu déchiré à gauche, sans ulcération. La longueur à l'hystéromètre est de près de 7 cent.

La malade est entrée dans le service dans le commencement d'octobre : elle y a séjourné du 15 au 28. Elle a subi un curettage après dilatation du col par 2 tiges de laminaire sans résultat.

Opération le 10 novembre 1889. — Laparotomie faite par M. Richelot. Petite incision de 8 cent. Les annexes du côté gauche sont amenées les premières ; la trompe est saine, mais l'ovaire est volumineux. Il est gros comme un œuf de pigeon. Nœud de Tait et nœud simple supplémentaire.

Les annexes du côté droit sont ensuite saisies ; l'ovaire est petit, la trompe est saine ; l'ovaire est moitié moins gros que celui de droite. Nœud de Tait et nœud simple supplémentaire. Il n'y avait point d'adhérences. Suture en étage au catgut. Suture de la peau au crin de Florence.

Les suites opératoires furent bonnes. La malade eut une légère élévation de température qui dépassa 38°. Mais le 15 novembre la température redevint normale.

La malade sortit le 29 décembre guérie de sa plaie abdominale et ne souffrant plus.

Examen macroscopique. — Trompes saines, pavillons libres. Ovaires comme une noix, bosselés, parsemés de petits kystes clairs. L'un d'eux présente un gros kyste hématique avec du sang coagulé.

Examen microscopique fait par M. Pilliet. Dans l'ovaire hémorrhagique il existe à certains endroits des ovules bien visibles dispersés dans la couche corticale, dans les parties où il n'y a pas de kystes. Dans les régions kystiques le stroma de l'ovaire est formé d'un tissu très dense parcouru par des vaisseaux dilatés et flexueux, un certain nombre de ces kystes sont en voie de se supprimer par accolement des parois.

Dans le second ovaire, il existe également des ovules dans la couche corticale dans les intervalles des kystes visibles à l'œil nu. Le stroma présente en grande quantité des cicatrices de corps jaunes dont la fente irrégulière et sinueuse contient parsemées en grand nombre des cellules de l'ovariule avec un piqueté jaunâtre. Les kystes clairs reposent sur un épaississement du stroma conjonctif manifestement doublé d'un plan de fibres élastiques. Ce tissu est condensé au niveau de l'épithélium du kyste de façon à donner l'aspect d'une membrane basale. La couche épithéliale est formée de plusieurs rangs de cellules ; les plus profondes sont prismatiques, les plus superficielles sont cubiques ou rondes isodiamétriques. Cet épithélium n'est sur plusieurs rangs que sur le point du kyste correspondant à la vésicule proligère : sur les autres points il repose sur des cellules composées d'endothélium plat. Il ne manque que l'ovule. C'est donc bien dans la vésicule ovarique que s'est développé le kyste. Le liquide coagulé par l'alcool a une apparence grenue : il est parsemé d'un petit nombre de cellules rondes, desquamées.

A côté de ces kystes folliculaires on rencontre des kystes irréguliers formés par d'anciens corps jaunes et tapissés par une paroi conjonctive dans laquelle les cellules de l'ovariule sont très nombreuses, et remplies par des granulations jaunes et surtout par de la graisse.

De place en place, dans le stroma cortical formé comme on le sait de cellules fusiformes ou étoilées au milieu de fibrilles conjonctives à petits faisceaux ondulés et feutrés apparaissent des plaques irrégulières de marbrures où les cellules sont beaucoup moins abondantes, où le tissu conjonctif existe presque seul. Ces marbrures prennent l'aspect de taches de sclérose. Il y a un léger degré d'épaississement, inconstant du reste, sur les artères de la substance médullaire qui sont flexueuses et abondantes.

OBSERVATION XIII. Recueillie par notre collègue GAUTIER dans le service M. RICHELOT (Résumée).

Les antécédents héréditaires et personnels sont bons. Aucune maladie antérieure à celle qui existe actuellement.

Réglée à 11 ans. Règles irrégulières ; elles retardaient souvent de 10 jours, parfois même d'un mois. Elles étaient douloureuses et abondantes, elles duraient 3 jours, et s'accompagnaient de caillots. Le sang rouge ordinairement était parfois noir. Leucorrhée abondante.

Mariée à 22 ans. 3 enfants et une fausse couche. La fausse couche a eu lieu à 23 ans 1/2, à la suite de fatigues. Pas de suites mauvaises. Toutefois la malade a ressenti quelques douleurs dans le bas-ventre.

A 27 ans, 1er accouchement à terme. La malade a gardé le lit pendant 6 semaines et a recommencé à travailler. C'est à la suite qu'elle a ressenti des douleurs dans le bas-ventre qui, diminuant par le repos, étaient exaspérées par la fatigue.

Le 2e accouchement a eu lieu au mois de février dernier, 5 ans après l'autre. La grossesse a été pénible.

Des douleurs assez vives, expultrices se sont montrées dès le début. L'accouchement et les suites de couches n'ont rien présenté de particulier.

Pendant les cinq mois qui ont suivi, la malade a souffert du ventre au repos et pendant l'activité. Palpitations. Constriction épigastrique. — Les règles ont été plus régulières, ne retardant plus ; elles étaient abondantes, douloureuses, duraient huit jours. A deux reprises elle a été obligée de garder le lit à ce moment pendant deux jours. Au mois de juillet dernier elle est restée alitée pendant deux mois, éprouvant des douleurs au bas-ventre. Les règles ont manqué pendant ces 2 mois. Elle souffrait du côté gauche ; le ventre était volumineux ; on lui a appliqué des sangsues et des vésicatoires.

Elle est entrée dans le service au mois d'octobre. On lui a fait un curage et une opération de Schrœder. A la suite elle est rentrée chez elle : elle a gardé le lit : l'opération n'avait pas fait disparaître la douleur. Les règles n'ont pas reparu depuis le mois de juillet. Les pertes blanches ont continué et persistent encore.

Examinée le 27 novembre on sent, par le toucher bimanuel, une masse dans le cul-de-sac latéral gauche ; elle glisse entre les mains et est douloureuse. Latéroversion à droite. La cavité utérine mesure 5 centimètres 1/2. Pas de métrite.

Laparotomie faite par M. Richelot, le 30 novembre 1889. — Incision médiane de 12 centimètres. Le péritoine est ouvert et saisi avec des pinces.

Les annexes du côté gauche occupent leur situation normale et ne présentent pas d'adhérences. Pendant qu'on les attire au dehors un gros kyste séreux se rompt dans le péritoine. Double nœud de Tait sur le pédicule puis au-dessous deuxième nœud ordinaire. Toilette du péritoine avec des éponges imbibées de solution phéniquée à 5 p. 100.

A droite, l'ovaire est prolabé dans le cul-de-sac postérieur et un peu adhérent. Rupture de plusieurs kystes dans le péritoine. Ligature du pédicule et toilette du péritoine comme précédemment.

Suture en étage de la paroi abdominale, au catgut ; les sutures superficielles sont faites au crin de Florence.

Quelques vomissements chloroformiques. A part cela les suites sont très simples. On fait le premier pansement le 10 décembre, 18 décembre deuxième pansement ; petit abcès superficiel de la partie supérieure de la plaie.

La malade sort le 2 janvier complètement guérie de son opération.

Pièces. Examen macroscopique. — A droite : Trompe flexueuse, dure, pavillon libre ; des filaments fibreux de 2 centimètres prennent insertion sur l'ovaire. Ovaire petit, presque entièrement kystique. Il offre trois ordres de lésions : a) des kystes hématiques ; b) des kystes crémeux ; c) des corps jaunes en voie de régression.

A gauche : sur l'ovaire existe un kyste de grossesse ; cavité hémorrhagique au centre. Cet ovaire est petit et ne présente que 1 ou 2 kystes à contenu crémeux.

Examen microscopique, par M. Pilliet. — Il existe dans le stroma un certain nombre de kystes ovariques petits à tous les degrés de développement. On trouve quelques corps jaunes dont le centre est occupé par une masse rose qui tient le milieu comme aspect entre le tissu conjonctif et la fibrine en voie d'organisation. Les vaisseaux sont très dilatés ; de plus il existe dans la substance corticale un certain nombre de petites plaques de sclérose bien définies, et autour de quelques-unes on peut reconnaître les vestiges de la membrane plissée d'un corps jaune. Ovules peu abondants. Vascularisation considérable de la substance médullaire.

Ovaire gauche. — On trouve un épanchement assez notable de sang probablement de grossesse, cloisonné par des tractus fibrineux. On voit des kystes folliculaires hémorrhagiques à côté de corps jaunes hémorrhagiques. Dans la couche corticale se trouvent de nombreuses taches de sclérose dues à des corps jaunes cicatrisés. Autour de ces taches existent un certain nombre d'artères oblitérées. Très peu d'ovules dans le stroma de la couche corticale.

Le stroma présente des marbrures scléreuses que nous avons déjà eu l'occasion de signaler.

Observation XIV. — *Ovarite chronique, petits kystes de l'ovaire. Laparotomie*, faite par M. Le Bec, chirurgien de l'hôpital Saint-Joseph. (Observation due à l'obligeance de M. Gendron, interne de M. Le Bec.)

La nommée D..., Marie, 22 ans, mécanicienne, entrée à l'hôpital Saint-Joseph, le 10 janvier.

Réglée à 14 ans, régulièrement, ni accouchement, ni fausse couche. Il y a 9 mois les règles sont devenues beaucoup plus abondantes, jusqu'à constituer de véritables pertes.

Il y a 6 mois le ventre grossit assez subitement, mais sans qu'on puisse constater la présence d'aucune tumeur. Du reste cette augmentation de volume disparut au bout d'un mois.

C'est à cette époque que la malade fait remonter le commencement de ses douleurs. Ces douleurs qui siègent principalement dans tout le côté gauche ne tardent pas à devenir si vives qu'elles forcent la malade à garder le lit pendant 3 mois. Elles résistent aux révulsifs (vésicatoires). Elles sont surtout extrêmement vives au moment des règles. En même temps troubles dyspeptiques et gastralgiques.

Au toucher, l'utérus est mobile, petit. Les culs-de-sac sont libres. Par le toucher rectal combiné au palper abdominal on arrive à sentir nettement les ovaires. Mais cette exploration détermine des douleurs intolérables.

Laparotomie, le 24 janvier. — Incision de 10 centimètres sur la ligne médiane. L'ovaire gauche est enlevé le premier. Il est turgescent. A sa surface on remarque deux petits kystes gros comme un pois. On enlève également la trompe du même côté.

En explorant l'ovaire droit, un kyste se rompt ; on l'attire au dehors et l'on constate la présence d'un plus grand nombre de petits kystes. Il est plus violacé que l'ovaire gauche. Ablation de la trompe et de l'ovaire droits. Suture et pansement.

Le soir quelques vomissements et douleurs vives dans le bas-ventre. Lotion de chloral.

25 janvier. Douleurs vives persistent. Lavement de chloral.

Le 26. Les douleurs persistent. Le matin et le soir on donne un lavement avec 3 grammes d'antypyrine chaque fois.

Les douleurs se calment presque aussitôt.

Le 27. Les règles apparaissent.

2 février. Premier pansement. On retire les fils.

Le 5. La malade sort guérie de son opération et ne souffrant plus.

Pièces. — L'ovaire droit le plus lésé a seul été examiné. L'examen a été fait par notre collègue M. Rochon-Duvigneau.

Examen macroscopique. — Ovaire gros, bosselé de kystes présentant un corps jaune, rompu dont l'ouverture n'est pas encore cicatrisée. La surface de l'ovaire est recouverte de fausses membranes de nouvelle formation. Les kystes sont au nombre d'une quinzaine, variant de 2 à 3 millimètres de diamètre à 8 et 9 millim. Ils sont tous situés à la périphérie de l'ovaire. De ce côté leur cavité n'est séparée de la surface que par une mince couche de tissu ovarique. L'augmentation de volume de l'ovaire paraît due non seulement à la présence des kystes, mais encore au développement de la substance médullaire de l'ovaire. Celle-ci paraît en effet infiltrée, œdémateuse en plusieurs points. En d'autres il existe une coloration brunâtre, diffuse, due peut-être à d'anciennes hémorrhagies.

Examen microscopique. — a) Surface de l'ovaire : les membranes de nouvelle formation apparaissent formées d'un tissu conjonctif à faisceaux très fins. Au-dessous de ces membranes l'épithélium ovarien est conservé — il est cubique ou cylindrique — dans les autres points il manque.

b) *Substance corticale.* — Elle est plus épaisse que normalement, mais non sclérosée. Les ovisacs sont en nombre inférieur à la normale : ils existent à divers degrés de développement et sont d'apparence ordinaire.

c) *Kystes.* — Leur forme est plus ou moins sphérique. Leur paroi interne est lisse. Ils contiennent un magma blanchâtre (après action de l'alcool). La paroi externe, conjonctive, est formée de faisceaux conjonctifs extrêmement tassés. Cette paroi est doublée par la membrane granuleuse dont les noyaux cellulaires se colorent bien par le carmin, tandis que le protoplasma est plus ou moins désagrégé. A la face interne de la membrane granuleuse, on rencontre en beaucoup d'endroits un exsudat formé de globules d'aspect colloïde, homogène, se colorant à peine en rose par le carmin, mais se teignant en brun acajou par l'iode. Cet exsudat se continue avec la masse blanchâtre qui remplit chaque kyste, mais dans l'exsudat lui-même, on ne trouve plus que des globules de très petite dimension ou surtout un nombre infini de granulations extrêmement fines ; ce magma ne contient pas de traces d'éléments cellulaires. Dans les gros kystes d'origine évidemment folliculaire, nous n'avons pu trouver de résidus de l'ovule.

Dans ce même ovaire existe un kyste intéressant en ce qu'il est constitué par une vésicule de de Graaf à peu près normale, mais renfermant les globules colloïdes que nous avons signalés dans les grands kystes.

Ce kyste a 4 millimètres de diamètre. Il possède une membrane granuleuse épaisse et un cumulus proligère qui renferme un ovule. Cet ovule parait altéré. Son enveloppe hyaline est intacte, mais on ne voit pas de vésicule germinative. Cette vésicule ne différerait pas d'une vésicule normale en voie de maturation s'il n'existait à la face interne de la membrane granuleuse le même exsudat que dans les grands kystes. Ici les globules colloïdes paraissent être un produit de transformation des cellules de la granuleuse ; à la face interne de celle-ci on voit, en effet, en plusieurs points, des cellules dont le noyau très faiblement coloré en rose est en voie de nécrobiose manifeste, et dont le protoplasme au lieu d'être très peu abondant et finement granuleux est gonflé, homogène, et prend l'aspect colloïde des globules sus-indiqués.

d) *Substance médullaire.* Extrêmement riche en vaisseaux. Ils ne présentent point d'altération.

e) *Corps jaunes.* — On trouve les vestiges de plusieurs corps jaunes à plusieurs degrés de dégénérescence. Aucun n'a donné lieu à une formation kystique. Le plus volumineux de ces corps jaunes présente un défaut de cicatrisation.

Observation XV. — *Ovaire gauche kystique en prolapsus. — Laparotomie*, faite par M. Le Bec, chirurgien de l'hôpital Saint-Joseph. Observation recueillie par M. Gendron.

La nommée G..., Léocadie, femme de chambre, 29 ans, entre à l'hôpital Saint-Joseph, au commencement de janvier 1890.

Tempérament très nerveux. Réglée seulement à 20 ans, régulièrement. Elle a mené la machine à coudre de 17 à 20 ans. Ni accouchement, ni fausse couche. Retards habituels dans les époques : elle n'a jamais eu de métrorrhagies.

Il y a 8 ans la malade a commencé à ressentir des douleurs dans le ventre. D'abord intermittentes, elles ne tardent pas à devenir continues. Elles siègent presque exclusivement dans le côté gauche. Elles s'exagèrent par la marche et les moindres efforts ; mais elles atteignent surtout leur paroxysme à la fin des règles et dans les jours qui suivent. Parfois le ventre se ballonne et reste ainsi pendant 4 à 5 jours.

Le palper abdominal et la pression sont douloureux surtout à gauche. Au toucher : utérus petit, mobile. Les culs-de-sac latéral droit et postérieur sont libres. Dans le cul-de-sac latéral gauche, on sent vaguement une tumeur grosse comme une petite noix, excessivement douloureuse à la pression. Par le toucher rectal, on acquiert la certitude qu'il s'agit de l'ovaire gauche en prolapsus. Il est mobile et un peu plus gros que normalement.

Laparotomie le 14 janvier 1890. L'ovaire gauche est kystique. On l'enlève avec la trompe. Quant à l'ovaire droit il paraît normal et est laissé en place.

Dans les jours qui suivent l'opération la malade éprouve des douleurs très vives dans le ventre et surtout dans les reins. Elle n'a pas de fièvre ; la T. oscille entre 37,4 et 37,7. Les douleurs ne tardent pas à se calmer.

Le 24 janvier 1899, on enlève les fils de suture. A cette époque elle va aussi bien que possible.

Examen de la pièce fait par M. Rochon-Duvigneau.

Aspect macroscopique. L'ovaire mesure 4 cent. 1/2 de longueur, 3 cent. 1/2 de hauteur et 3 cent. d'épaisseur. Il est donc gros et est bosselé de kystes. Ceux-ci sont au nombre de 25 à 30. Une seule coupe transversale peut en comprendre jusqu'à 12. Les plus gros mesurent de 7 à 8 millimètres de diamètre ; le plus grand nombre n'a que 4 à 5 millimètres. Ils sont arrondis ou un peu déformés par pression réciproque. La plupart sont périphériques, mais un nombre notable cependant occupe les parties profondes de l'ovaire. La paroi interne de tous ces kystes est lisse ; tous contiennent un magma friable et blanchâtre. Il existe quelques corps jaunes à divers degrés de dégénérescence, l'un d'eux n'est pas encore cicatrisé et renferme un caillot.

Examen microscopique. — Pas d'épithélium à la surface de l'ovaire, ce qui n'est probablement pas pathologique vu la facilité avec laquelle il tombe. Pas de néomembranes. En plusieurs points de l'albuginée, il existe des plaques de sclérose assez étendues, se présentant sous forme de minces lames hyalines et incolores au milieu de l'albuginée fibrillaire et colorée en rose. La couche corticale contient un assez grand nombre de follicules embryonnaires d'apparence normale.

Kystes. — Il n'y a pas de différence entre les kystes superficiels et les profonds. Tous sont d'origine folliculaire. La membrane externe conjonctive de plusieurs de ces kystes présente des plaques de sclérose. La membrane granuleuse est généralement conservée. En quelques points, elle présente à sa face interne les boules d'exsudation colloïde signalées dans l'observation précédente. Dans plusieurs kystes, on rencontre, en outre, dans cette zone un grand nombre de cellules vésiculeuses, dont le noyau se colore à peine par le carmin et qui ne sont probablement que des cellules détachées de la membrane granuleuse.

Les vaisseaux sont perméables et parfaitement sains. Ils sont gorgés de sang, les artères aussi bien que les veines.

On trouve, en outre, un certain nombre de vaisseaux sans paroi propre, nettement limités cependant, agglomérés en îlots et distendus par un magma granuleux. Ce sont probablement des lymphatiques.

En un certain nombre de points, soit au niveau du hile, soit dans l'épaisseur même de l'ovaire, on observe des foyers d'œdème, dans lesquels le tissu conjonctif de l'ovaire est dissocié en ses fibrilles constitutives. Les cellules connectives y sont arrondies et granuleuses.

Les observations qui suivent sont purement anatomiques. Les examens histologiques ont tous été faits par notre ami Pilliet.

Observation XVI. — *Castration pour fibrome.* — *Annexes enlevées* par M. Richelot.

Trompes légèrement flexueuses, un peu épaissies. Pavillon libre. Ovaires gros comme une noix, lobulés et irréguliers. L'un a un grand kyste à membrane interne plissée, feuilletée ayant contenu du sang. A la périphérie on voit un kyste de la grosseur d'un pois; la substance médullaire est très épaissie.

Ovaire n° 1. — Il existe un nombre relativement considérable d'ovules dans la couche ovigène, mais aucun d'eux n'est développé. Ils sont groupés par amas où les cellules de la vésicule germinative sont sur un seul plan très réduites. Il existe des corps jaunes kystiques dont l'un est de très grand volume. Il a l'aspect d'un corps jaune de la grossesse, mais les cellules de l'ovariule sont presque entièrement disparues et ont fait place à du tissu conjonctif lâche, non pigmenté.

Ovaire n° 2. Mêmes lésions; il existe des corps jaunes dont les cellules sont absolument toutes en dégénérescence graisseuse avancée. Les artères sont flexueuses à parois épaissies par places.

Observation XVII. — *Annexes enlevées* par M. Richelot.

Trompes saines, mais flexueuses. Pavillon libre. Ovaires bosselés à coque blanchâtre, épaisse. A la coupe on voit de petits kystes, dont la plupart contiennent un liquide coagulable par l'alcool sous forme d'une masse blanche, crémeuse. D'autres kystes renferment du sang.

Examen histologique. Ovaire n° 1. — Le stroma de la couche corticale est très notablement scléreux. Les artères sont épaissies et, en certains points oblitérées complètement par endartérite surtout. Le processus est plus marqué sur les petites artérioles que sur les grosses. Dans la couche corticale on remarque surtout de la périartérite avec hypergenèse considérable des fibres élastiques. Le stroma est presque complètement fibreux. On n'y voit à peu près pas d'ovules. Cet ovaire renferme des corps jaunes probablement de la grossesse à contenu réticulé fibrineux ; les parois contiennent en grande quantité des cellules en dégénérescence graisseuse. Kystes folliculaires à contenu granuleux coagulé par l'alcool, à parois formées de plusieurs rangs de cellules en un point répondant au cumulus proligère, d'un seul rang dans le reste des parois.

Dans tout le stroma qui est épaissi et fibreux se voient des fentes étoilées semblables à des lacunes lymphatiques et qui contiennent des cellules rondes ou polyédriques et chargées de gros grains de pigment sanguin jaunâtre ou ocreux.

Cet ovaire est remarquable par l'intensité des lesions portant sur les artères et par l'intensité de la sclérose proprement dite de l'ovaire due à un processus dont le reliquat est constitué par les cellules pigmentaires que nous venons de signaler.

Observation XVIII. — *Annexes enlevées* par M. Richelot. — *Castration pour fibrome.*

L'une des trompes est petite, l'autre est grosse. Sur cette dernière existe une plicature. Ovaires petits ; l'un possède un grand kyste, l'autre n'en a pas.

Examen histologique de l'ovaire kystique. — L'ovaire est parsemé d'une grande quantité de corps jaunes de la menstruation, dont les cellules pigmentaires ont presque complètement disparu. Le centre du corps jaune est occupé par des faisceaux d'apparence conjonctive, se colorant en rose clair par le picro-carmin ; il est cloisonné par des fibres d'apparence élastique. De place en place, il existe dans ce tissu, qui a plutôt l'air d'un exsudat que d'un tissu conjonctif, des nids de cellules etoilées présentant des prolongements tres longs qui découpent et lobulent la masse amorphe. Il n'existe pas de vaisseaux sanguins et lymphatiques, si ce n'est au centre du corps jaune.

Ces debris de corps jaunes que nous venons de décrire sont tous entourés d'une quantité considerable de vaisseaux dilates et flexueux où les artères dominent. D'où il résulte que la distinction entre la couche corticale et la couche médullaire est très effacée.

La couche corticale se trouve considérablement réduite par ces vaisseaux dilatés qui arrivent jusque sous la surface de l'ovaire. Les ovules sont très rares. En un point on en rencontre un groupe contenu dans un long boyau qui a l'aspect d'un cordon de Pflüger persistant.

De l'ensemble de ces observations ou plutôt de ces examens il résulte qu'on peut trouver à la surface de l'ovaire de fausses membranes plus ou moins organisées depuis le tissu fibrillaire jusqu'au tissu fibreux proprement dit.

Les altérations du follicule de de Graaf et de l'ovule ont été bien décrites dans le travail de M. Petit (1), nous n'avons rien à changer. Voici ce qu'il dit à ce sujet : « L'ovule pourvu de tous ses caractères distinctifs perd bientôt son noyau et sa tache germinative qui peu à peu se fondent dans le protoplasma. La membrane germinative qui pour certains auteurs résulterait de la condensation de l'épithélium germinatif, disparait sous l'envahissement des cellules provenant, dit-on, de cet épithélium, cellules granuleuses du follicule, de sorte qu'on ne retrouve plus au centre de ce dernier à un moment donné qu'un ilot compact de cellules cubiques. Ces cellules se mortifient à leur tour et leur détritus se confond avec la masse granuleuse intermédiaire à l'état normal à la zone de prolifération épithéliale periovulaire et à celle de la paroi. Cette masse granuleuse n'est probablement qu'un produit de fonte cellulaire ; il faut cependant remarquer qu'elle ne renferme aucun corps granuleux semblable à ceux du contenu des grands kystes et que dans certains cas il n'existe aucune transition entre elle et des cellules en pleine activité. D'après Ritchie, Webb, on ne retrouve plus l'ovule dans les kystes plus gros qu'une cerise ; c'est à peu près ce que nous avons observé. Quant à l'épithélium de la paroi nous l'avons vu disparaître à son tour, mais beaucoup plus tard, en dégénérant sous forme hyaline ou granuleuse. Enfin la couche granuleuse de Slawjansky d'abord fort distincte, enflammée et épaissie, finit par se confondre avec la couche cellulo-vasculaire externe dans un processus de sclérose, de sorte qu'à un moment donné, tous les follicules ayant disparu, la nature du kyste qui en provient ne peut se reconnaitre qu'au voisinage d'autres kystes plus petits et également folliculaires, à la minceur et à la non vascularisation des parois » (Peaslee).

Les examens histologiques de Pilliet l'ont amené à formuler les conclusions suivantes concernant les corps jaunes : Toutes les fois

(1) PETIT *Loc. cit.*

qu'il existe de l'hydropysie des follicules, il y a en même temps de l'hydropisie des corps jaunes de la grossesse et surtout de ceux de la menstruation. Ils peuvent présenter soit un défaut de cicatrisation, soit dans leur cavité un épanchement fibrineux ou sanguin qui, bien quelimité le plus souvent au corps jaune, peut faire irruption dans le tissu de l'ovaire et déterminer un foyer d'apoplexie. D'un autre côté le retard de cicatrisation des corps jaunes amène la formation d'une série de points de sclérose qui constituent pour l'ovaire une vieillesse anticipée. Des vaisseaux artériels nombreux entourent les corps jaunes : ces vaisseaux sont anormaux par leur nombre et souvent sont eux-mêmes lésés et atteints d'endartérite principalement. Les cellules de la régression normale des corps jaunes peuvent être supprimées totalement ou être en dégénérescence graisseuse. Le processus d'hydropisie des corps jaunes est toujours accompagné du processus de formation des kystes folliculaires dû à l'hydropisie de la vésicule de de Graaf, pouvant aussi être hémorrhagique. Quelques-uns sur les pièces examinées tendent à se cicatriser par accolement de leurs parois, mais c'est chose rare.

Dans des cas assez nombreux la couche corticale a diminué d'épaisseur : parfois elle est sclérosée, et, fait important, le nombre des ovules est presque toujours très diminué : leur diminution est d'autant plus notable que les lésions sont plus avancées. Les ovules sont aussi beaucoup moins développés que ne le comporte l'âge des malades.

Le stroma présente des points scléreux qui sont dus les uns aux corps jaunes et aux kystes, les autres qui constituent les marbrures diffuses pouvant à la rigueur être rattachées aux lésions artérielles.

Quant aux lésions vasculaires, elles sont très nettes dans presque tous les cas. Elles portent spécialement sur les artères qui entourent les follicules et les corps jaunes : ces vaisseaux sont d'autant plus nombreux, très flexueux et atteints les uns de périartérite avec prolifération de fibres conjonctives dans quelques cas, les autres d'endartérite avec obstruction complète de la lumière du vaisseau.

Dans un cas Rochon-Duvigneau a trouvé des fibres conjonctives du stroma gonflées, presque dissociées par de l'infiltration œdémateuse de l'ovaire.

Pathogénie.

D'après Nagel (1) la présence de petits kystes dans les ovaires ne saurait être considérée comme pathologique. L'augmentation simple des follicules de de Graaf, leur grosseur n'a aucune importance : c'est un état physiologique dépendant de causes individuelles. L'hydropisie des follicules n'a d'importance que comme manifestation secondaire à la suite de certaines altérations du tissu ovarique.

Il nous paraît bien difficile d'admettre les opinions de Nagel. Nous leur opposerons celles de la majorité des auteurs. Rokitansky, qui, le premier, a décrit ces altérations, Rindfleisch, Virchow, Malassez, pour ne compter que les histologistes qui tous les font entrer dans le domaine pathologique.

Le nombre des kystes coexistant dans le même ovaire, l'altération des vésicules de de Graaf, celle de l'ovule qui tantôt est altéré, tantôt a disparu : la dégénérescence de l'épithélium sont anatomiquement de fortes preuves en faveur d'une altération pathologique. Du côté clinique les douleurs éprouvées par des malades exclusivement atteintes d'une lésion de l'ovaire, douleurs vives, tenaces, cédant rarement au traitement, et disparaissant par la castration doivent rationnellement faire croire que la lésion est cause de tout mal. Il paraît vraiment exagéré d'invoquer la suggestion en pareille occurrence : car outre que toutes ces malades ne sont point hystériques ni suggestionnables, n'est-il pas beaucoup plus naturel et plus sensé d'attribuer à une lésion nette, parfaitement visible, des troubles qui ne sauraient pas s'expliquer autrement.

Virchow (2) n'est pas absolument affirmatif sur la nature des petits kystes. « Toutefois, on peut, dit-il, supposer avec le plus de certitude la nature folliculaire quand il s'agit de petits kystes qui sont en petit

(1) Nagel. *Arch. fur Gynecology*. Berlin, 1887.

(2) *Traité des tumeurs*, t. 1, p. 256.

nombre. Il leur attribue une origine irritative ; ils surviennent en effet d'après lui le plus souvent pendant la grossesse ou pendant les couches. Ils coïncident aussi avec de fortes affections de l'appareil génital.

D'après Rindfleisch (1) l'hydropisie folliculaire est consécutive à la sclérose de l'enveloppe du follicule. Ce qui fortifie dans cette manière de voir, selon lui, c'est que l'épaississement des capsules se rencontre principalement dans les follicules qui ont pris l'apparence de kystes par suite d'une accumulation anormale de liquide dans leur intérieur. La capsule épaissie oppose plus de résistance que la capsule normale aux forces qui tendent à la rompre et c'est ce qui explique pourquoi le follicule ne se déchire pas.

Truckmuller (1834) affirme que l'inflammation chronique est le point de départ de l'hydropisie.

Bulius (2) pense que la dégénérescence microkystique est pathologique et causée par toutes les irritations (fibromyomes, pelvipéritonites, etc.). Les lésions se montrent toujours dans le follicule ; le stroma conjonctif est d'apparence variable, ce qui prouve que la dégénérescence microkystique n'est pas toujours secondaire à une ovarite interstitielle. D'après lui, les kystes ont une origine folliculaire, même quand ils atteignent un certain volume.

La plupart des auteurs admettent une cause mécanique. Les follicules deviennent hydropiques parce qu'un obstacle les empêche de s'ouvrir, soit qu'ils se trouvent situés trop profondément dans le parenchyme, soit que la périovarite ait épaissi la capsule et empêche leur déhiscence. Cette dernière cause peut quelquefois exister : nous trouvons un exemple dans l'une des observations de M. Petit, mais elle est tout à fait exceptionnelle. Rien de plus fréquent que de voir de nombreux petits kystes, revêtus d'une mince paroi transparente, bosseler la surface de l'ovaire. De même très souvent dans l'épaisseur de l'ovaire on trouve des kystes qui s'approchent de sa surface sans que cette surface soit épaissie. Ce n'est donc pas à une cause mécanique qu'il faut attribuer la production des kystes.

Les congestions répétées paraissent jouer le rôle principal : c'est à cette idée que nous conduisent l'étiologie et l'anatomie pathologique.

(1) *Traité d'anat. patholog.*

(2) Bulius. 3e *Congrès de la Société de gynécologie de Fribourg en Brisgau*, 12-14 juin 1889. *Centralblatt*, 1889, n° 32.

Ainsi c'est dans les affections congestionnant les organes génitaux de la femme que se produit la dégénérescence microkystique de l'ovaire, congestions passives résultant de la présence d'une tumeur dans l'utérus ou dans le ligament large, congestions actives provenant de maladies infectieuses (f. éruptives), de coïts immodérés ou même de perversion des appétits sexuels comme Martin, L. Tait l'ont observé. Il ne paraît point que la dégénérescence kystique des ovaires résulte d'une maladie infectieuse de l'utérus. Dans beaucoup de cas en effet, l'utérus, les trompes sont absolument sains.

Anatomiquement les ovaires portent les traces d'une congestion intense, ou de congestions répétées et chroniques, on trouve une irritation de toutes les parties constituant l'ovaire. Dans certains cas les vaisseaux sanguins sont gorgés de sang, dans d'autres les artères présentent de la périartérite et souvent de l'endartérite ; leurs parois sont infiltrées de noyaux embryonnaires. Il est très fréquent de rencontrer à côté de kystes de petits foyers hémorrhagiques, n'appartenant pas à des vésicules mûres, traces évidentes de congestion intense. Les vaisseaux ont augmenté de nombre : ils entourent les follicules qui eux-mêmes ont subi des lésions irritatives caractérisées par des altérations épithéliales, altérations de la membrane granuleuse, infiltration de noyaux dans la paroi du follicule et finalement sclérose. Telle est la marche probable des lésions, telles sont les preuves qui nous font penser que la dégénérescence microkystique est le résultat de congestions répétées.

La menstruation qui congestionne si violemment les organes sexuels de la femme ne peut-elle pas déterminer la formation des kystes ? Il se forme à ce moment un véritable kyste folliculaire, mais c'est un kyste physiologique, temporaire, qui se rompt et dont le mécanisme diffère de celui des kystes morbides. En effet dans la menstruation la congestion survient tout d'un coup, il se fait une production rapide d'ovarine ; les parois du follicule surprises, n'opposent aucune résistance et se rompent. Il n'en est pas de même dans la congestion chronique ; moins intense que celle de la menstruation, la production du liquide intra-folliculaire est plus lente et à coup sûr les parois folliculaires acquièrent une résistance qui les empêche de céder.

Nous avons vu que nombre de fois dans les tumeurs du petit bassin et même en l'absence de tumeur, les ovaires sont infiltrés de sérosité, œdémateux, présentant une véritable dissociation des fibres conjonctives au microscope (obs XV). Cette infiltration altère certainement la nutrition de l'ovaire, comme l'œdème des jambes altère la nutrition de la peau, elle détermine des troubles trophiques dans cet organe et produit bien probablement, une dégénérescence de l'épithélium folliculaire ; quant aux corps jaunes qui, eux, ne sont pas tapissés d'un épithélium secrétant, il est possible que cette sérosité s'infiltre dans leur cavité et forme ainsi de vrais kystes. Quelle que soit la façon d'agir de cet œdème, il constitue une altération d'origine congestive, agissant, suivant toute apparence, sur les divers éléments de l'ovaire.

Symptômes.

Il est bien difficile actuellement de tracer un tableau clinique de l'ovarite folliculeuse. Les symptômes qui coïncident avec cette maladie sont ceux occasionnés par les affections des annexes, et le plus souvent ils peuvent être considérés comme appartenant à des lésions des trompes tout autant qu'à celles des ovaires. Nous avons vu d'ailleurs la fréquente coïncidence des inflammations de ces deux organes si intimement liés. Nous tâcherons néanmoins de décrire ce qu'on rencontre le plus souvent dans le cours de l'ovarite folliculeuse, essayant de mettre en relief surtout les symptômes observés dans les cas types, c'est-à-dire dans les ovarites folliculeuses simples, sans altération des trompes, d'après les renseignements puisés dans divers auteurs et en particulier dans le remarquable article du Dr Ferrand (1), d'après les observations qui nous ont été confiées et aussi d'après celles que nous avons pu recueillir.

Les symptômes qui signalent le début de l'affection sont la douleur et l'hémorrhagie. Le premier est beaucoup plus fréquent que le second. La plupart du temps ils surviennent à la suite d'une couche qui s'est plus ou moins bien effectuée ; des douleurs persistantes ou bien une hémorrhagie abondante apparaissent soit immédiatement après l'accouchement, soit quelques jours après. La douleur apparue persiste avec des caractères que nous allons étudier.

Dans certains cas c'est un traumatisme qui provoque le début.

Enfin les excitations sexuelles, les abus génésiques peuvent être immédiatement suivis de ce symptôme.

La douleur a été très bien décrite par M. Ferrand dans le *Dict. encyclopédique*. Elle est plus ou moins vive au début, parfois insidieuse, elle s'accentue peu à peu au point d'empêcher la marche un peu prolongée. D'autrefois elle reste à l'état subaigu, ne se manifestant que dans certaines attitudes à la suite d'une marche longue, etc.

(1) *Dict. encyclopédique*. Art. Ovaires.

Dans d'autres cas elle est vive dès le début, au point d'empêcher tout travail et de contraindre les malades au repos complet pendant quelque temps. C'est un signe qui rarement fait défaut. L. Tait estime qu'il existe 19 fois sur 20 (1).

Le siège de la douleur est la région des ovaires. Elle peut exister simultanément des deux côtés. Quand elle est unilatérale, c'est presque toujours à gauche. C'est elle qui dans les cas d'ovarite à bascule, signale le passage de la lésion d'un ovaire à l'autre. D'après L. Tait, les malades au début de l'affection font siéger la douleur au pli de l'aine. De même, d'après M. Ferrand, elle répond assez bien au milieu d'une ligne qui joindrait l'épine iliaque antéro-supérieure à la symphyse pubienne.

La douleur ne reste pas localisée à cette région, elle s'irradie dans les lombes et dans les cuisses. Il n'est pour ainsi dire de malade qui ne se plaigne de souffrir des reins, c'est une sensation de fatigue, de tension dans la région lombaire analogue à celle des périodes menstruelles, mais plus intense. La douleur des cuisses peut être assez vive pour s'étendre jusqu'aux genoux.

La marche, la station debout, les cahots de voiture l'exagèrent ainsi que la pression de la région ovarienne, surtout si l'on retire brusquement la main qui déprime la paroi, ainsi que nous l'a fait remarquer M. Championnière.

Ce sont surtout les règles qui l'exacerbent. Si la malade peut se livrer à ses occupations habituelles dans l'intervalle des menstruations elle devient forcée de garder le repos complet à ce moment ; c'est le meilleur moyen de calmer la douleur. Parfois elle cesse complètement par le repos pour réapparaître aussitôt dès que la malade se lève.

Le coït est souvent assez douloureux pour empêcher tout rapport sexuel, surtout si l'un des ovaires prolabé s'est fixé au fond de l'un des culs-de-sac (L. Tait). C'est ce que les auteurs anglais et américains désignent sous le nom de dyspareunia.

La défécation éveille parfois une douleur extrêmement vive, à tel point que certaines malades restent 10, 15 jours sans aller à la selle, préférant les inconvénients d'une constipation prolongée aux douleurs que provoque la défécation. Ces phénomènes existent surtout

1. Lawson Tait, *Traité des maladies des ovaires*, 1886.

quand l'ovaire gauche est atteint (Rigby, H. Gervis). Les rapports de cet ovaire avec le rectum l'expliquent suffisamment.

Les métrorrhagies signalent le début de la dégénérescence micro-kystique de l'ovaire plus rarement que la douleur. Nous avons trouvé deux exemples très nets de ce mode de début, signalés par L. Tait, et nous citons 4 autres observations (obs. XIX, XX, XXI, XXII), dans lesquelles les pertes ont précédé la douleur ou coïncidé avec elle. Dans les observations de L. Tait, les hémorrhagies furent abondantes, elles persistèrent même dans un cas malgré un traitement énergique, et déterminèrent l'intervention. Dans les autres observations l'hémorrhagie une fois n'a existé qu'au début, précédant la douleur; elle n'a pas reparu (obs. XIX) dans les 3 autres (obs. XX, XXI, XXII), elle a coïncidé avec les douleurs dès le début de l'affection. Schonlein, ainsi que L. Tait insistent beaucoup sur la fréquence de ces pertes.

Putnam Jacobi (1) dans une étude sur les relations qui unissent la métrite aux altérations de l'ovaire montre la fréquence de ces métrorrhagies dans l'ovarite parenchymateuse. Il cite une observation et rappelle que dans 22 cas rapportés par Léopold le nombre des kystes folliculaires était remarquable; dans la majorité de ces cas les ménorrhagies ont été le symptôme dominant; dans certains elles ont même été la seule indication opératoire. D'après Jacobi la distension des follicules dans les cas de Léopold et dans ceux qu'il rapporte parait être la conséquence passive de l'hyperhémie amenant la ménorrhagie.

Les métrorrhagies ou ménorrhagies sont donc assez souvent un symptôme de début. Ce serait une erreur de croire que les manifestations menstruelles sont toujours caractérisées par des pertes. Dans de nombreux cas les règles restent régulières, pas plus abondantes qu'avant le début de l'affection, souvent même elles sont moins abondantes. D'autres fois elles sont irrégulières, n'apparaissant que toutes les 6 semaines; les intervalles peuvent être plus espacés, et tout à fait irréguliers. Mais un caractère qui manque bien rarement, c'est la douleur au moment de l'écoulement, douleur qui existe à l'époque des règles même quand elles ne se produisent pas.

A côté des phénomènes menstruels se place la leucorrhée, symp-

(1) Putnam Jacobi. *The Americ. J. of obstetrics*, 1886, vol. XIX, p. 371.

tôme banal, si fréquent chez la femme qu'il nous semble inutile d'y insister. D'ailleurs ce trouble est beaucoup plus lié aux lésions de la muqueuse utérine qu'à celles de l'ovaire.

Jacobi note aussi comme symptôme douloureux une sensation de brûlure à la région dorsale. Ce phénomène ne serait pas propre à l'ovarite, il existe aussi dans la métrite. D'après lui ce serait une confirmation de l'hypothèse de Ross, à savoir que les cellules bipolaires de la colonne de Clarke limitées à la corde dorsale sont les centres nerveux des nerfs splanchniques.

Il est une catégorie de faits qui mériteraient une étude très complète : nous voulons parler des phénomènes nerveux qui accompagnent si souvent les lésions ovariques. Nous ne pourrons nous arrêter aussi longtemps que le comporterait cette question. Il nous faudrait pour cela faire tout un chapitre de la pathologie nerveuse. Nous n'avons pas pour traiter cette question la compétence suffisante et nous craindrions de sortir des limites de notre travail.

M. Bernutz, dans un savant article du *Dict. de médecine et de chirurgie pratiques* (1), examinant nombre de cas observés par lui ou relevés par d'autres pense que l'hystérie ne saurait être attribuée à des lésions des organes génitaux. Toutefois il admet la fréquente coïncidence de la névrose avec les affections génitales, et il voit dans les métrorrhagies une cause propre à produire l'hystérie parce qu'elle trouble l'hématose, et ainsi « devient cause, soit prédisposante, soit, ce qui est plus commun, déterminante de l'hystérie ». Nous savons que les métrorrhagies sont un symptôme assez fréquent des petits ovaires kystiques, qui peuvent à ce titre agir sur le système nerveux.

Dans une thèse inspirée par l'Ecole de la Salpêtrière, Mlle E. Bowel, sous ce titre : De quelques accidents de l'épilepsie et de l'hystéro-épilepsie « rapporte des observations dans lesquelles les accidents convulsifs paraissent avoir été en relation avec une perturbation de la sensibilité ovarienne et notamment avec l'ovaralgie » (2).

Tilt (3) dès 1850 avance que l'hystérie est toujours liée à une irritation de l'ovaire et dépend souvent d'une ovarite subaiguë. D'après

(1) BERNUTZ. Art. *Hystérie*.

(2) FERRAND. *Loc. cit.*

(3) *Obst. Transactions*, vol. XV, p. 102.

cet auteur l'hystérie est souvent soumise à l'influence ovarienne : il pense que les troubles se transmettent de l'ovaire au système cérébro-spinal par le système ganglionnaire, comme Robert Lee, Négrier et lui même l'ont établi.

D'après Hégar (1), il y a, à n'en pas douter, une relation de cause à effet entre certaines manifestations nerveuses et certaines manifestations morbides de l'appareil sexuel. A ce sujet, il faut citer en première ligne la dégénérescence microcystique des ovaires qui tantôt est latente et tantôt produit des troubles nerveux. Hégar dans des cas de dégénérescence microcystique des ovaires a observé des manifestations nerveuses graves (hystéro-épilepsie) et des troubles psychiques.

Voici comment s'exprime à ce sujet M. Championnière : « Les lésions des annexes, et même les lésions qui sont voisines touchent presque toujours le système nerveux, et l'on peut observer chez les malades tous les accidents, depuis une simple exagération de la sensibilité jusqu'aux accidents de la grande hystérie. Au minimum les femmes ou leurs parents vous disent qu'elles ont changé de caractère, et ces troubles vont s'accentuant à mesure que la maladie se confirme. Ce n'est pas là l'état moral ou l'état nerveux que l'on observe chez des gens affectés d'une maladie chronique quelconque, mais bien le fait d'une irritation habituelle de l'ovaire. J'ai même eu l'occasion d'observer un cas dans lequel les douleurs étaient très modérées, à peine accusées par la malade et où il existait une ovarite des plus nettes avec laquelle avaient débuté les accidents nerveux. Ces accidents sont tout particulièrement fréquents chez les malades porteurs de l'ovarite douloureuse à petits kystes » (2). M. Championnière fait aussi observer que ces accidents nerveux qui sont la règle avec les lésions ovariques de petit volume, sont infiniment rares avec les grosses lésions des ovaires.

Sur 26 cas d'hystérie traités par la castration et rapportés dans la thèse de Magnin (3) nous trouvons que 10 fois les ovaires avaient subi la dégénérescence kystique.

(1) HÉGAR. *Arch. fur Gynecology*, 1886, p. 29.

(2) J. CHAMPIONNIÈRE. *Loc. cit.*

(3) MAGNIN. *Castration chez la femme comme moyen curatif des troubles menstruels*, 1886, nº 58.

La thèse de Tissier (1) contient plusieurs observations fort intéressantes à ce sujet. Non seulement il y a coexistence de la névrose et de la dégénérescence kystique, mais on trouve dans plusieurs cas la névrose secondaire à la lésion ovarique.

Nous nous sommes contenté de cette simple énumération sans vouloir entrer dans le débat. Nous ignorons les lois qui règlent les rapports entre l'hystérie et l'ovarite, nous nous bornons à constater la fréquente coïncidence de ces deux affections. S'agit-il d'individus prédisposés, ainsi que l'a dit M. G. Guinon (2), et l'ovarite est-elle simplement une cause déterminante ? Est-elle suivant l'image heureuse de Guinon le caillou qui fait trébucher la femme saine et choir la femme prédisposée ? Nous nous inclinons devant l'autorité de notre ami ; nous constatons seulement que dans plusieurs cas la castration a guéri complètement les phénomènes hystériques. Peut-être est-ce un simple fait de suggestion ; en tout cas, l'intervention a été fort heureuse.

Notons pour terminer l'énumération des symptômes, les troubles fonctionnels qui surviennent dès le début chez certains malades. Ils consistent en vomissements qui s'exagèrent soit pendant la période douloureuse, soit pendant les règles (3). Chez une des malades que nous avons observées ils se sont montrés tout à fait au début, précédant même les douleurs.

Enfin l'état général souffre peu la plupart du temps. Rarement l'affection kystique produit de l'amaigrissement. Toutefois à une certaine période les traits se tirent et le faciès prend un aspect de fatigue et de souffrance.

Signes physiques. — Les signes physiques mieux que les symptômes fonctionnels permettent de se rendre compte de l'affection. Les symptômes fonctionnels en effet n'ont rien de caractéristique. Ce sont ceux qu'on observe dans toutes les affections de l'utérus ou des annexes. Ils sont vagues et permettent à peine de soupçonner la partie des organes génitaux atteinte.

Le palper abdominal est douloureux du côté malade, il ne donne pas d'autres renseignements.

(1) TISSIER. *De la castration de la femme en chirurgie.*

(2) G. GUINON. *Les agents provocateurs de l'hystérie*, 1889, p. 284.

(3) J. CHAMPIONNIÈRE. *Loc. cit.*, p. 14.

C'est le toucher vaginal qui fournit les indications les plus précises. Quand l'ovaire seul est atteint, on sent à la partie externe du cul de sac latéral (pourvu que l'ovaire ne soit pas ectopié) une petite masse arrondie, plus volumineuse qu'un ovaire normal, douloureuse au toucher, irrégulière, bosselée. Encore, pour trouver ces derniers signes, faut-il un doigt passablement exercé. Cette petite masse est parfaitement isolée dans les cas types. Elle paraît mobile sous la muqueuse vaginale, et quoique liée souvent aux organes environnants par des adhérences, il est toujours aisé de la refouler et de la faire fuir sous le doigt. Le fond du cul-de-sac vaginal est souple et aucun cordon appréciable au toucher ne relie la tumeur à l'utérus. Mais cette tumeur devient beaucoup mieux appréciable si l'on pratique le toucher bimanuel. Alors on peut saisir facilement entre le doigt et la main l'ovaire malade ; on peut de cette façon beaucoup mieux apprécier sa forme, son volume. En outre, ce moyen d'investigation a l'avantage de déterminer une douleur vive, angoissante, et presque caractéristique à elle seule de l'ovarite.

Il faut toujours contrôler le toucher vaginal par le toucher rectal. Par cette voie on arrive beaucoup plus facilement sur l'ovaire, on peut explorer sa face postérieure, on peut reconnaître les inégalités qui s'y trouvent et ainsi dans quelques cas il est possible de faire un diagnostic précis.

M. Petit (1) relativement à la façon de pratiquer le toucher donne le conseil suivant émis par M. Doléris. Il faut toucher avec la pulpe des deux premiers doigts de la main opposée au côté que l'on explore, tandis que la main abdominale rasant la face interne du psoas, immédiatement en avant de l'articulation sacro-iliaque plonge peu à peu à chaque inspiration à la rencontre des deux doigts vaginaux. Au cas où la résistance de l'abdomen, du périnée, des culs-de-sac vaginaux rend ce procédé difficilement applicable, il ne faut pas insister et recourir au toucher rectal, au besoin à la chloroformisation qui abolit tout obstacle. En explorant de la sorte on arrivera toutes les fois que la périovarite sera peu prononcée, non seulement à reconnaître la présence des kystes ovariques de petit volume, mais même à préjuger de leur nature, à la constatation dans leur voisinage immédiat d'autres kystes plus petits, de forme, de consistance

(1) Petit. *Nouv. archives de gynécologie et obstétr.*, 1888, p. 296-316.

spéciales ». Ce sont là certainement des conseils excellents à suivre : ils viennent évidemment d'un maître expérimenté. Toutefois M. Championnière pense que la chloroformisation peut être évitée dans l'immense majorité des cas. C'est déjà une petite opération que d'endormir un malade. En outre il prive le médecin de renseignements précieux que peut lui donner la malade sur le siège exact et la nature de la douleur. La chloroformisation paraît d'autant plus inutile qu'on arrive presque toujours en procédant avec douceur à explorer convenablement le bassin. Elle doit être réservée pour des cas tout à fait exceptionnels. Quant aux renseignements donnés par le toucher sur la nature du kyste, nous les croyons très hypothétiques et il faudra s'estimer heureux si par le toucher on parvient à percevoir les bosselures kystiques qui ne font pas toujours des saillies très proéminentes. Ce diagnostic suppose déjà une certaine habitude du toucher.

Nous avons supposé avoir affaire à un ovaire purement kystique, parfaitement isolé de l'utérus, et dans la situation habituelle des ovaires. Ce sont des cas exceptionnels il faut bien le dire. Le plus ordinairement comme nous l'avons vu en décrivant les lésions anatomiques, la dégénérescence microcystique se complique de salpingite ; des adhérences englobent l'ovaire et les trompes : non seulement les rapports de l'ovaire sont altérés, mais la forme des annexes englobés dans le magma est absolument méconnaissable. Dans ce cas le diagnostic est tout à fait impossible, on se trouve en présence d'une salpingo-ovarite, mais il est impossible de soupçonner la nature des altérations ovariennes.

Une autre difficulté existe quand l'ovaire est en ectopie et il l'est souvent. Dans six cas cités par Vallin (1), on note chaque fois une dégénérescence microcystique de l'ovaire, soit que celui-ci fût primitivement ectopié ; soit ce qui est plus probable et plus rationnel que la dégénérescence entraîne l'ovaire par sa propre pesanteur. Dans ce cas celui-ci tombe soit dans le cul-de-sac de Douglas, soit sur les parties latérales de l'utérus, soit même en avant de cet organe. Il reste fréquemment fixé dans ces situations par des fausses membranes dues à la périovarite. Est-ce le fonds de l'utérus ? Est-ce un fibrome développé dans les parois utérines ? Le cathétérisme utérin permet

(1) Vallin. *Prolapsus de l'ovaire*. Th., Paris, 1887.

à la vérité de résoudre le premier problème. Quant au second il est beaucoup plus difficile. Le seul signe de quelque valeur dans le cas est la douleur provoquée par le toucher. Encore convient-il de n'en pas exagérer l'importance : certains fibromes pouvant devenir douloureux par inflammation périphérique.

Comment se comportent ces lésions avec le temps ? Vont-elles en s'accentuant ou rétrocèdent-elles ? On peut espérer une action favorable de la ménopause, avec la disparition habituelle des règles survient une amélioration notable : ce n'est pas toujours la guérison comme on pourrait le croire, mais le soulagement est assez important pour être ressenti par des sujets dont l'existence était très pénible (1). Ainsi la ménopause peut agir sur les ovaires dégénérés comme sur les fibromes. Ils cessent d'augmenter de volume ou du moins la dégénérescence kystique s'arrête et peut-être se fait-il un travail de régression.

Mais avant cette période il est peu probable, si nous en jugeons par les observations recueillies, que la lésion s'arrête et que les douleurs disparaissent. Elles peuvent diminuer quand la malade se soustrait aux influences capables de congestionner les ovaires, ce qui est impossible dans les cas de stase passive. Le repos complet peut produire un soulagement momentané, mais les douleurs reparaissent quand la malade reprend ses occupations habituelles.

La stérilité est une conséquence fatale de l'évolution des ovaires kystiques. L'anatomie pathologique montre en effet la disparition progressive des ovules à mesure que la lésion progresse, en même temps que ces ovules s'altèrent et s'atrophient ; à un certain moment la couche ovigène est presque entièrement dépeuplée. Il faut en outre compter avec les altérations périphériques qui accompagnent la lésion ovarique, telles que adhérences, salpingite, ectopie, qui changent complètement les rapports de l'ovaire et empêchent ses relations avec la trompe. Au début de l'affection il est possible et il est certain même que l'ovule remplit encore ses fonctions, l'observation de Malcolm en est une preuve. Chez cette malade, en effet, il est bien certain que l'altération ovarienne commença dès le début de la vie conjugale. Elle eut néanmoins plusieurs enfants dans l'espace de 5 ans, puis elle cessa tout à coup d'en avoir. Il n'est pas rare

(1) J. Championnière, *Loc. cit.*

de voir des femmes mariées depuis longtemps ayant commencé à souffrir dès le début du mariage, rester stériles.

Dans l'évolution des petits ovaires kystiques il est une question que nous avons cherché à résoudre sans pouvoir le faire d'une façon satisfaisante. La sclérose est-elle le terme final du processus kystique ? Nous n'avons point d'observation concluante.

Diagnostic.

Nous insisterons peu sur le diagnostic. L'examen des symptômes que nous venons de faire nous en dispense, non que ces symptômes soient suffisants pour l'assurer; nous n'en avons pas trouvé un seul qui fut pathognomonique. Ils montrent au contraire combien un diagnostic ferme est difficile à faire; il n'est possible d'y arriver que par exclusion. Toutefois quand on trouvera en dehors de l'utérus une tumeur située au fond du cul-de-sac, parfaitement isolée de l'utérus, plus grosse qu'un ovaire normal, douloureuse et bosselée, on pourra conclure avec vraisemblance en faveur d'un ovaire kystique. En dehors de ces cas rares, il sera impossible de formuler nettement la dégénérescence kystique des ovaires.

Ainsi que le fait remarquer M. Championnière (1) on doit se contenter d'affirmer en bloc la présence des lésions de la région des annexes. « Il n'y a qu'un seul cas où le diagnostic serait intéressant; c'est le cas de corps fibreux de médiocre volume. Rien n'est plus commun, en effet, que de voir prendre pour des fibromes, des tumeurs dures, saillantes en arrière, sur les parties latérales et même en avant de la vessie et accompagnées de métrorrhagies ou de ménorrhagies graves. Les pertes de sang dans ces conditions sont très trompeuses, et cette erreur est la seule très importante qui puisse être commise dans l'étude des maladies des annexes. La sensibilité de la tumeur est un élément très important pour les différencier.

L'adénite péri-utérine qui peut simuler un ovaire douloureux est une maladie rare, constituée par une tumeur placée en arrière et en dehors du col, infiniment plus accessible que les tumeurs dues aux maladies des annexes. « Elle est aussi rare que celles-ci sont fréquentes » (2).

Nous limitons à ce court exposé les indications diagnostiques car nous pensons qu'il est impossible actuellement de donner des indications plus precises.

(1) J. Championnière, *Loc. cit.*, p. 16.

(2) Championnière, *Loc. cit.*

Traitement.

L'ovarite folliculeuse ainsi que les ovarites chroniques en général est une affection rebelle au traitement : *elle ne paraît point rétrocéder*. Les malades que nous avons pu voir souffraient toutes depuis plus ou moins longtemps : un nombre assez grand s'était soumis à un traitement médical prolongé et plusieurs avaient gardé le repos pendant des semaines. D'ailleurs avant de demander l'intervention il n'est point de malade qui n'ait recours d'abord à la médecine. Ce n'est qu'après avoir épuisé *toutes les ressources usitées en pareille occurrence* qu'on arrive à demander l'opération. Si le traitement médical *n'est pas toujours d'une efficacité absolue, il est de règle de le proposer au début*. Ce n'est qu'après avoir épuisé ses ressources qu'on devra recourir à des procédés plus efficaces, mais plus dangereux.

Traitement médical. — La formule de ce traitement serait : Abolir *toute cause de congestion*. Peut-être les kystes existants entreraient-ils en régression. Mais il est bien évident que ce précepte est *une illusion. Que la congestion soit passive ou active*, les causes qui la produisent sont dans la majorité des cas indépendantes de l'action du médecin ou de la volonté du malade. Dans cet ordre d'idées on ne peut agir que par un traitement préventif, et, suivant les idées de L. Tait, recourir à un mode d'éducation qui n'ait point de répercussion sur le système sexuel de la jeune fille.

Un puissant adjuvant de la thérapeutique est l'âge des malades. A l'approche de la ménopause la congestion ovarienne devient moins intense, l'ovaire s'atrophie peu à peu et tend de plus en plus à disparaître, *entraînant avec lui l'infirmité dont il était atteint*. Ce processus de guérison paraît un des plus efficaces ; la conséquence est de ne point opérer aux approches de la ménopause. Cruveilhier a montré cette disparition progressive de l'ovaire par sclérose avec épaississement considérable de la couche corticale et disparition de la substance ovarienne, dans d'autres cas il se produit une quantité considérable de petits kystes faisant disparaître complètement la substance propre (1).

Ces kystes seraient ils donc la continuation de ceux qui se forment antérieurement à la ménopause, ou bien l'ovarite folliculeuse telle qu'elle existe chez l'adulte pourrait-elle se produire chez la femme sénile ? Dans les deux hypothèses la cessation de la vie sexuelle n'aurait aucune influence sur l'affection de l'ovaire. Il nous paraît fort probable qu'il s'agit dans ces ovaires kystiques du second âge d'un processus de sénilité qui n'est pas plus comparable à la dégénérescence microcystique de l'adulte que les petits reins kystiques, si fréquents chez les vieillards et si souvent ignorés pendant l'existence ne sont comparables aux reins kystiques des adultes. Ainsi nous devons considérer la ménopause comme une barrière à l'évolution de la maladie : c'est la fin de la vie sexuelle, c'est l'atrophie de l'organe, et partant la disparition de ses affections.

Certains auteurs pensent que dans certains cas on peut agir sur les causes de la congestion. D'après Henry Gervis (2) l'utérus est souvent atteint le premier et les ovaires consécutivement, de sorte que l'utérus par rapport aux ovaires joue le rôle de cause à effet. Il faut alors traiter l'utérus le premier si une malade a de l'endométrite, une dysménorrhée congestive, de l'obstruction du canal cervical, soit par sténose, par dysménorrhée obstructive, on ne peut fonder aucun espoir d'obtenir par un traitement l'amélioration de l'état des ovaires. Il faut s'adresser à la cause. Dans de nombreux cas, dit H. Gervis, la restauration de l'utérus, le ramenant à l'état normal a été suivie d'une amélioration des symptômes ovariens, sans aucun traitement spécial des ovaires. D'autres fois, l'altération soit folliculeuse, soit parenchymateuse des ovaires était telle que l'utérus guéri, les ovaires restaient le siège de douleurs vives.

Telle n'est pas l'opinion de notre maître, M. Championnière. Il condamne tout ce qui est susceptible d'agir sur le col et de l'irriter, en particulier les injections vaginales. « Je crois, dit-il, que le pire des conseils que l'on puisse donner aux malades qui nous occupent c'est de faire des injections abondantes et répétées froides ou chau-

(1) Cruveilhier. *Anat. pathologique*, t. III, p. 258.

(2) H. Gervis. *Brit. Med. J.* London, I, p. 193, 1883.

des. Aux femmes qui ont l'habitude d'en faire, je les fais supprimer en subordonnant leur emploi aux cas où les écoulements sont abondants et fétides au point de gêner beaucoup ».

De même pour la dilatation du col et le curettage. « Le prétexte, dit-il, c'est que la maladie n'est qu'une extension de celle de la muqueuse utérine (ceci s'applique tout autant aux maladies de l'ovaire qu'à celles de la trompe). Cette théorie qui conduit à une antisepsie du vagin et de l'utérus avant toute intervention sur les annexes serait, d'après M. Championnière, fausse dans le principe et dans la pratique. Si l'ovarite folliculeuse est primitive, si les divers traitements ont échoué, il faut assurer une menstruation aussi peu douloureuse que possible et pour cela conseiller le repos absolu pendant toute la durée des règles ; en dehors de ces périodes éviter la station debout longtemps prolongée, les longues marches. On devra recommander d'éviter certains stimulants trop actifs, tels que l'alcool par exemple. Les stimulants légers ont l'avantage d'exciter l'appétit, de favoriser la digestion. Gervis recommande une température égale, un hivernement en Egypte, à Madère.

Les bains et particulièrement les bains sulfureux (Championnière) pour peu qu'ils ne soient pas trop prolongés ont donné d'assez bons résultats.

Quand les crises douloureuses se produisent, il faut recourir à toutes les préparations calmantes, et en particulier aux lavements de chloral. Les suppositoires à l'opium, à la belladone calment généralement assez bien la douleur. On devra toujours être réservé à l'égard de la morphine à laquelle il est aisé de s'habituer et qui devient un danger dans une affection de longue durée.

Une chose importante du traitement est la liberté du ventre, et c'est certainement une véritable difficulté à cause de la constipation opiniâtre, fréquente chez les femmes et chez ces malades en particulier. Les purgatifs doux qui ne congestionnent pas les vaisseaux hémorrhoïdaux ni l'utérus sont indiqués en pareil cas.

Certains auteurs ont prétendu que la grossesse pouvait avoir une influence favorable sur l'évolution de la maladie, en changeant l'état de l'ovaire et en le modifiant de telle sorte que les kystes disparaissent après la grossesse. Nous ne pouvons nier ce fait, mais nous ne l'avons pas vu se produire, par contre nous pouvons citer nombre de cas où les douleurs existant après un premier accouchement étaient réveillées et accrues par des grossesses consécutives. Il nous paraît hors de doute que dans la grande majorité des cas la grossesse est un coup de fouet à la marche de la maladie.

Les révulsifs comme traitement local, ont été recommandés par tous ceux qui se sont occupés des affections des ovaires. On recommande les badigeonnages de teinture d'iode, les vésicatoires et surtout les pointes de feu qui paraissent exercer une action véritablement bienfaisante. Elles ne guérissent point l'affection ; on ne saurait leur attribuer un tel mérite, mais, elles diminuent l'intensité des crises douloureuses. D'après M. Championnière (1) elles doivent être multiples, mais superficielles, de façon à être répétées assez fréquemment, deux fois par mois. Chez beaucoup de femmes on n'arrive à calmer qu'un symptôme dominant, les douleurs de reins, les pertes, les vomissements, etc.

Traitement chirurgical. — L'intervention chirurgicale est le seul traitement vraiment curatif. Mais on ne doit pas y arriver d'emblée. Il faut par un traitement approprié essayer de lasser le mal. Dans ce cas le plus souvent le mal ne se lasse point, mais seulement la malade. Tous les auteurs en effet sont d'accord sur l'inefficacité de la thérapeutique médicale. — En présence d'une affection aussi désespérément longue et sur laquelle la thérapeutique en réalité n'a que peu de prise, depuis longtemps les chirurgiens ont eu l'idée d'enlever un organe inutile et gênant. Mais de grandes autorités s'étaient élevées contre cette intervention. Velpeau la proscrivait énergiquement. De nos jours les conquêtes de la chirurgie abdominale ont rendu les opérateurs plus hardis, et la castration de la femme, l'opération d'Hégar ou de Battey dont nous connaissons aujourd'hui les heureux résultats dans certaines métrorrhagies a été pratiquée pour l'ovarite (2).

Quand il s'agit d'une opération pouvant mettre en danger les jours de la malade pour une affection qui *ne compromet* pas l'existence, les indications opératoires ne sont pas faciles à tracer. Il nous paraît tout à fait inutile d'assigner au traitement médical un laps de temps au delà duquel on sera autorisé à intervenir. Qu'on pratique ce trai-

(1) *Loc. cit.*, p. 25.

(2) DALCHÉ. *De l'ovarite*, 1885, p. 54.

tement, qu'on épuise ses effets suivant les indications et s'il n'est survenu aucune amélioration, on devra proposer la castration. Il n'est pas rare de voir des femmes obligées de travailler, incapables de marcher, de fatiguer, n'ayant pas le temps de souffrir, demander elles mêmes la castration. Dans ce cas on est pleinement autorisé à accéder à leur désir, connaissant la longue durée de l'affection, sachant combien elle est rebelle à la médication.

Une des plus graves objections que l'on ait faites à la castration, c'est d'entrainer la stérilité. Mais les femmes atteintes de dégénérescence microcystique de l'ovaire sont stériles ; si elles ne le sont pas dès le début, elles ne tardent pas à le devenir. L'anatomie pathologique nous a montré en effet que les follicules diminuent, s'atrophient et disparaissent dans la couche ovigène, que les ovules eux-mêmes s'altèrent ; une prolifération celluleuse, puis scléreuse se répand par îlots dans la masse de l'ovaire. La clinique montre que les grossesses deviennent d'autant plus rares que l'affection est avancée et que lorsque la grossesse est possible, souvent elle se termine par une fausse couche due probablement aux altérations subies par l'ovule. La sénilité précoce des organes génitaux est en effet la conséquence de la dégénérescence microcystique et l'ablation des ovaires faite même prématurément n'avance pas beaucoup la fin de la vie sexuelle de la femme.

La castration sera une opération utile toutes les fois qu'on verra les malades s'affaiblir par des hémorrhagies graves ou obligées de renoncer à la vie ordinaire. Quand les douleurs détermineront un état moral inquiétant tel que l'hypochondrie, quand elles agiront comme une épine sur des névropathes, en provoquant des crises et des accès douloureux, c'est encore à la castration qu'il faudra recourir. « Dans un cas semblable, M. Terrier a pratiqué l'opération de Battey, les phénomènes hystériques ont persisté, mais les crises et les douleurs ont disparu ». Nous rapportons une observation analogue. « Dans ces cas le chirurgien n'a pas la prétention de guérir la névrose, il enlève l'ovaire, comme il réséquerait le nerf dentaire chez une hystérique torturée par une névralgie rebelle » (1).

La castration pour petits ovaires kystiques a fait disparaître la douleur immédiatement dans tous les cas que nous avons vus. Elles

(1) DALCHÉ, *Loc. cit.*

ont reparu chez un petit nombre de malades qui sont revenues consulter M. Championnière. « Il n'est pas rare, dit ce chirurgien, d'observer ces phénomènes de congestion locale et générale irréguliers et destinés à disparaître plus ou moins rapidement à l'instar de cette congestion que l'on note chez les femmes chez lesquelles la ménopause naturelle est en train de s'établir ». L'observation de M. Gendron est un exemple remarquable de ces douleurs qui ont persisté longtemps après l'opération et qui finalement ont disparu.

Gervis a observé également ce phénomène. « Le résultat favorable dit-il (en parlant de l'oophorite folliculaire) peut n'être pas immédiat, il ne peut survenir qu'après 6, 10 ou 12 mois. J'en ai observé deux cas absolument remarquables. Dans l'un la disparition des douleurs ne se montra que 6 mois après l'opération. Dans d'autres toutefois les résultats furent immédiatement satisfaisants. Dans les 3 cas les ovaires avaient subi la dégénérescence kystique (1).

(1) H. GERVIS, *Loc. cit.*

OBSERVATIONS

OBSERVATION XIX (Personnelle). — *Petit ovaire kystique adhérent.* — *Ablation*, par M. Championnière. — *Début par métrorrhagie.*

Les antécédents héréditaires et personnels présentent peu de chose à noter. La malade a eu la gourme dans son enfance ; elle était très anémique. Réglée à 11 ans, les règles étaient régulières apparaissant toutes les 5 semaines, abondantes, douloureuses habituellement.

Mariée à 22 ans, pas de grossesse.

Il y a 5 ans, la malade est tombée d'une hauteur de 2 mètres sur la région lombaire. Immédiatement est survenue une hémorrhagie utérine très abondante qui a duré une quinzaine de jours pendant lesquels la malade a gardé le repos absolu. Au bout de ce temps, elle a repris son travail (elle coud à la machine). La douleur qui jusqu'alors avait fait défaut s'est montrée dans le côté gauche : elle était vive, s'exaspérant dans la marche, l'action de monter ou de descendre des escaliers. Elle s'irradiait dans les reins, la partie supérieure des cuisses. La douleur n'était pas continue, elle survenait à intervalles plus ou moins rapprochés suivant que la malade gardait plus ou moins le repos. Elle ne pouvait guère travailler que 4 mois en moyenne dans une année. Depuis 18 mois les douleurs sont plus fréquentes elles sont presque continuelles.

Pendant ce temps les règles ont été régulières, aussi abondantes qu'auparavant mais beaucoup plus douloureuses.

Défécation douloureuse. Cuisson vive pendant la miction. Douleur vive provoquée par le coït.

Leucorrhée habituelle et abondante.

Actuellement la malade est faible. Elle présente un facies amaigri, des traits tirés.

Le palper abdominal est douloureux des deux côtés dans la région des ovaires ; toutefois, la douleur est plus vive à gauche qu'à droite. On ne sent ni tumeur ni empâtement.

Au toucher vaginal : col petit, légèrement dirigé en arrière. Utérus petit, mobile. Empâtement dans le cul-de-sac latéral gauche. Il est peu net par le simple toucher, et il se dérobe facilement au doigt en remontant dans la cavité pelvienne. Mais par le toucher bimanuel, on sent nettement une masse dure qu'on saisit très bien entre le doigt dans le vagin et la main sur la paroi abdominale ; elle est étendue transversalement dans toute la largeur du cul-de-sac. Cette masse est très douloureuse au toucher.

Empâtement dans le cul-de-sac gauche, mais moins net qu'à droite.

Par le toucher rectal, on sent bien la face postérieure de la tumeur ; elle est lisse et paraît se confondre avec l'utérus.

Laparatomie, le 12 novembre 1888. — Incision sous-ombilicale peu étendue, laissant passer la main. Du côté gauche, l'ovaire est très adhérent. Il adhère à un gros cordon épiploïque ; rupture des adhérences avec le doigt. Adhérence de l'ovaire au côlon descendant : les adhérences sont également rompues avec le doigt. L'ovaire est fortement fixé à la partie postérieure du ligament large ; sa libération est longue et pénible. L'ovaire ensuite est attiré au dehors. Il est gros ; sa surface présente plusieurs petits kystes transparents ; l'un d'eux, de la grosseur d'une noisette environ, crève sous le doigt. La trompe est petite et paraît saine. Ligature du pédicule avec 3 fils en chaîne.

A droite, l'ovaire est également très adhérent. Il adhère aux franges du gros intestin. Détachement difficile. Ablation de l'ovaire et de la trompe. Le pédicule est lié comme précédemment.

L'opération a été longue, elle a duré 1 heure 45 minutes, et la malade a absorbé 110 gr. de chloroforme.

Suture en étage de la paroi abdominale.

La malade se réveille difficilement après l'opération ; par moments la respiration s'arrête ; le pouls est faible, le faciès pâle.

3 injections d'éther. Inhalation de 2 ballons d'oxygène (20 litres).

La malade a été purgée immédiatement avant l'opération.

13 nov. 2 injections de morphine de 1 cent. chacune pendant la nuit. Le matin état calme et satisfaisant. Le soir abattement, pouls fréquent, dur. Selles sans lavement.

La température oscille entre 37° et 37°,6.

Le 14. Meilleur état. La nuit a été calme. Le pouls est régulier, plein, peu fréquent.

Le 15. Bon état. 20 nov. 1er pansement. On coupe les fils profonds. 27 nov. 2e pansement. On retire tous les fils. Excellent état de la plaie et de la malade. 5 déc. La malade se lève. 22 déc. Elle quitte la salle complètement guérie de son opération et n'éprouvant plus de douleurs.

Observation XX (Due à M. Championnière. Résumée.) — *Ovario-salpingite double. — Ablation des trompes et des ovaires. — Métrorrhagies.*

La nommée L..., Marie, 26 ans, journalière entre à l'Isolement au commencement d'août 1889.

La malade n'a jamais eu d'enfants. Les douleurs vives ont commencé il y a 3 ans 1/2 à la suite d'un coup. Douleurs constantes. Pertes très abondantes et régulières depuis 2 ans.

Douleurs vives au palper sur les 2 côtés de l'utérus. Au toucher, sur un point très élevé au niveau de l'angle droit de l'utérus, on sent un empâtement mal limité.

Laparotomie le 10 août 1889. Incision sous-ombilicale, parois adipeuses. A gauche tumeur assez volumineuse constituée manifestement par l'ovaire. Adhérences serrées de tous côtés, détachement laborieux des annexes, 3 fils de soie en chaîne sur le pédicule.

A droite tumeur située plus bas, moins volumineuse, bosselée, adhérente. 3 fils de soie en chaîne sur le pédicule.

La tumeur gauche du volume d'un petit œuf de poule est constituée surtout par l'ovaire contenant à son centre un gros épanchement sanguin qui a envahi à peu près toute sa substance. La trompe accolée à cet ovaire est fondue avec lui ; elle est oblitérée et sa cavité a l'aspect fongueux caractéristique. Elle contient un peu de liquide que les pressions n'on pu faire sourdre par l'extrémité utérine. A droite la tumeur est formée par l'ovaire bosselé contenant plusieurs petits kystes. 2 ont été rompus au cours de l'opération, l'un contenait un liquide noirâtre, l'autre un liquide transparent ; plusieurs autres petits kystes existaient encore ainsi que les traces d'un corps jaune. Trompe oblitérée d'aspect fongueux avec stries blanchâtres.

Suites opératoires aussi simples que possible ; la température ne dépasse pas 37°.5. La malade quitte la salle le 16 septembre 1889, guérie complètement de son opération, et ne ressentant plus de douleurs.

Observation XXI (Due à M. Championnière. — *Salpingite hémorrhagique. — Ovarite kystique. — Métrorrhagies.*

La nommée M..., Henriette, 29 ans, couturière, entre à l'Isolement le 11 mai 1889.

La malade a eu un enfant. Après cette couche elle a gardé le lit pendant 2 mois. Depuis ce moment elle a éprouvé des douleurs constantes plus vives à droite. Métrorrhagies profuses depuis 7 mois. Au toucher l'utérus est assez volumineux, déjeté en avant. On trouve dans le cul-de-sac latéral droit, une tumeur assez volumineuse séparée de l'utérus par un sillon très net. Dans le cul-de-sac gauche sensibilité, sans tuméfaction marquée.

Laparotomie le 21 mai. Incision sous-ombilicale. Tumeur à droite de l'utérus manifestement constituée par la trompe gauche altérée. Très adhérente au cul-de-sac et au gros intestin.

Détachement laborieux. A l'examen cette trompe est volumineuse, remplie d'un caillot fibrineux. Dans l'ovaire se trouve un épanchement sanguin. Extrémité utérine saine.

A droite l'ovaire est très adhérent ; la trompe est fixée très haut en avant. Détachement laborieux. L'ovaire présente à la coupe de nombreux petits kystes. La trompe est oblitérée un peu grosse. 3 fils en chaîne sur le pédicule.

Suites simples. La malade sort en bon état, n'éprouvant plus de douleurs, le 24 juin.

OBSERVATION XXII. — *Salpingite avec ovarite kystique. — Métrorrhagies. — Ablation des trompes et des ovaires* (Due à M. CHAMPIONNIÈRE).

La nommée C..., Louise, 33 ans, couturière, entre le 24 avril 1889, à l'Isolement.

Cette femme est malade depuis le mois d'août dernier. Les douleurs ont débuté au moment de ses règles. Les pertes ont débuté à cette époque et ont duré jusqu'au mois de décembre. Depuis cette époque, douleurs vives à gauche. Actuellement à la palpation, douleurs dans le petit bassin des deux côtés de l'utérus avec un peu de tuméfaction à gauche.

Au toucher. Utérus refoulé en arrière : volume normal. Tumeur assez nette du côté droit ; à gauche on trouve également de l'empâtement dans le cul-de-sac. Douleur vive à la pression.

Laparotomie le 13 mai. Incision sous-ombilicale. A droite tumeur très adhérente et fixée à l'épiploon. Détachement très laborieux. 3 fils de soie sur le pédicule. Trompe oblitérée avec ovaire contenant plusieurs petits kystes.

A gauche adhérence surtout intestinale, détachement laborieux, ovaire d'aspect mûriforme. A sa surface on trouve une série de petits kystes transparents. Sa cavité est également remplie de ces petites productions. Trompe oblitérée, peu volumineuse. 3 fils de soie sur le pédicule.

L'opération a duré 1 h. 10 minutes. Beaucoup de vomissements dans la journée et le lendemain.

Suites très simples. La température ne dépasse pas 37°,6. La malade sort le 14 juin guérie de son opération et ne souffrant plus.

Observation XXIII (1) (Traduite et résumée). — *Antéflexion d'utérus; dysménorrhée très douloureuse; hémorrhagies; castration; guérison*, par Jentzer, privat-docent de gynécologie, à Genève.

Une dame B... de Genève, actuellement âgée de 27 ans, eut ses premières règles à 15 ans. Jusqu'à 20 ans sa menstruation ne présente rien d'anormal, sauf une avance un peu marquée, d'un mois sur l'autre. Il y a 7 ans, à la suite d'une fièvre typhoïde qui dura 8 semaines, chaque période menstruelle devint douloureuse et s'accompagna d'une copieuse hémorrhagie. Les pertes augmentent après son mariage et les douleurs deviennent de plus en plus aiguës. Elle prit avis d'un médecin à ce moment, subit une discission totale du col; les règles devinrent plus pénibles encore: elle tomba dans une mélancolie profonde avec des idées de suicide.

C'est alors qu'en avril 1888 je l'examinai et reconnus l'utérus mobile en antéflexion avec augmentation de volume (longueur de la cavité utérine 14 cent.), et sensibilité de l'ovaire gauche, un peu gros, perceptible au-dessus de la branche gauche du pubis. On ne pouvait sentir l'ovaire droit. Je parlai de la castration pour l'avenir, mais en attendant le traitement médical fut attentivement prescrit et observé. Pas d'amélioration, la malade demanda l'intervention elle-même au bout de quelques mois.

Le 28 janvier 1882, en présence de MM. Reverdin, Moginier, et Marquet, la castration fut entreprise: incision médiane de 7 cent. 4 doigts sont introduits dans la cavité de Douglas. L'ovaire droit est saisi pendant que deux doigts de la main gauche repoussaient le cul-de-sac vaginal. Une partie du tube fut comprise dans la ligature et excisée. Les mêmes manœuvres furent répétées à gauche et le pansement appliqué après toilette et suture.

La cicatrisation s'est faite admirablement et les règles se sont tout à fait arrêtées.

Les deux ovaires mesuraient: le gauche 40 millim. de long sur 26 millim. de large et 16 millim. d'épaisseur; le droit 36 sur 23 et 17. On y voit de petits kystes tapissés d'épithélium cylindrique. La patiente se porte très bien depuis l'opération: la menstruation n'a pas reparu.

Dans les premiers mois la malade avait à l'époque qui correspondait à son époque mensuelle un peu d'écoulement et des douleurs lombaires, mais

(1) Th. Tissier. *Loc. cit.*, p. 116.

aucune douleur de ventre importante. Le coït était un peu douloureux, il l'est encore à présent ; mais nous pouvons dire que le but a été atteint et que la malade a été guérie.

En mars 1885, l'examen montra qu'il n'y avait aucune modification des organes génitaux. La dame B.... autrefois très nerveuse, est déjà plus tranquille. L'utérus a considérablement diminué de volume. Il mesure 7 centimètres (1).

Observation XXIV (M. Petit). In *Nouvelles archives d'obstétrique et gynécologie*, 1888. — *Sclérose corticale de l'ovaire. — Kystes folliculaires. — Apoplexie du stroma et des corps jaunes. — Sclérose secondaire périkystique. — Castrat. unilatéral. par laparatomie.*

Mme L., 28 ans. Père mort tuberculeux dans la force de l'âge. Premiers rapports il y a 6 ans, immédiatement suivis de grossesse. Accouchement normal, levée au 6e jour. 13 jours après, métrorrhagie qui dure deux mois. Depuis ce moment, douleurs dans le flanc gauche, à peu près constantes. Ménorrhagies abondantes, fréquentes, ayant nécessité plusieurs séjours à l'hôpital. Pertes blanches et dysurie.

Examinée le 14 septembre par M. Doléris : périnée cutané. Cystocèle et rectocèle. Prolapsus avec allongement du col. Cathétérisme utérin, 6 centim. 1/2. On constate dans le cul-de-sac droit une tumeur, de la grosseur d'un gros œuf de dinde, rénitente, manifestement formée par l'ovaire.

Le 23 septembre, curage et écouvillonnage de l'utérus sous le chloroforme. *Suites très normales : amélioration très notable : les métrorrhagies ne se reproduisent plus. La douleur ne se présente plus que tous les 15 jours, pendant un jour seulement.*

Examen du 27 février 1888 : la paroi vaginale glisse facilement sur la tumeur qui a un peu diminué. Elle adhère à la face postérieure de l'utérus. *La malade a eu ses règles le 14 février ; elle a perdu pendant 15 jours* très abondamment. Depuis le 19, elle souffre constamment. Ecchymoses sur les membres. Épistaxis fréquentes.

Opérée le 20 mars par le Dr Doléris.

Examen histologique. — La tumeur enlevée comprend l'ovaire gauche et un fragment de la trompe. L'ovaire gauche, à peu près triplé de volume,

(1) Cette suppression des hémorrhagies avec diminution de volume très considérable, nous ferait soupçonner l'existence d'un fibrome méconnu si Lizentzer n'avait eu le soin de rejeter ce diagnostic.

entouré de fausses membranes peu épaisses, offre comme lésion macroscopique la plus nette, sur sa face antérieure, un kyste sanguin de la grosseur d'une noix, qui a été ouvert au cours de l'opération. Des coupes pratiquées sur la moitié postérieure de l'organe démontrent l'existence d'une sclérose uniformément limitée à sa périphérie, sur une épaisseur de 2 millim. environ. Au-dessous de cette coque scléreuse, développée aux dépens de la couche ovigène, et que l'on distingue facilement par les vestiges d'ovisacs, de la zone de périovarite, on tombe sur un stroma en apparence sain, émaillé de nombreux kystes folliculaires dont les plus gros ne dépassent pas le volume d'une noisette. Pas même de sclérose à leur périphérie. Foyers apoplectiques, les uns récents, les autres plus ou moins anciens et enkystés dans le stroma, dans la plupart des corps jaunes, qui sont en grand nombre.

L'ovaire, au voisinage du kyste sanguin de sa face antérieure, est sclérosé dans toute son épaisseur ; au milieu de ce tissu de sclérose, on distingue des vaisseaux oblitérés, des cavités qui, les unes répondent à des foyers sanguins en partie résorbés, développés dans le stroma ou les corps jaunes, les autres semblent provenir d'anciens kystes folliculaires, de dilatations veineuses ou lymphatiques.

Dans le cas actuel, la marche des lésions semble avoir été la suivante : 1° périovarite accompagnée ou suivie d'ovarite corticale ; 2° la barrière fibreuse développée à la périphérie oppose à la ponte un obstacle insurmontable, d'où formation de kystes folliculaires ; gêne de la circulation veineuse du hile, d'où raptus hémorrhagiques ; 3° les foyers hémorrhagiques et les kystes provoquent une inflammation secondaire du stroma.

Observation XXV (Personnelle). — *Ovario-salpingite double avec dégénérescence microcystique des ovaires. — Crises d'hystérie fréquentes. — Laparotomie*, par M. Championnière. — *Amélioration notable.*

P... J., comptable, 26 ans, entre à l'Isolement le 25 novembre 1888, lit n° 25.

Les antécédents héréditaires et personnels sont bons.

Réglée à 15 ans 1/2. Les règles étaient assez irrégulières ; elles avançaient souvent de 6, 8, 10 jours. Elles étaient abondantes, durant 5 6 jours sans caillots. Il y a 6 ans est survenue une métrorrhagie abondante qui a duré 3 mois. Depuis il n'y a pas eu de pertes nouvelles.

Pas de grossesse, pas de fausse couche.

Depuis fort longtemps la malade a des crises hystériques avec perte de connaissance, convulsions, contracture. Il y a 6 ans, elles ont augmenté de fréquence ; les crises apparaissaient presque journellement, et cela pendant 6 mois. Elle a été traitée par les douches, la valériane, KBr ; les crises ont diminué de fréquence, puis elles ont à peu près disparu. Elles se sont montrées de nouveau l'an dernier, moins fréquentes qu'autrefois, mais se manifestant cependant 2 et 3 fois par semaine.

En même temps, très souvent la malade avait la sensation de la boule hystérique, une constriction épigastrique, des étouffements.

En avril 1888, il y a 8 mois elle a ressenti pour la première fois des douleurs dans le bas-ventre ; elles se sont accompagnées de gastralgie, d'anorexie, sans cause connue. Elle a gardé le lit à ce moment pendant un mois, puis elle a repris ses occupations habituelles, et a traîné jusqu'en septembre. Les douleurs siégeaient dans le bas ventre avec irradiation dans les reins, les cuisses et jusqu'aux genoux. Elles étaient vives à droite particulièrement. Elles étaient continues, sourdes, parfois lancinantes ; elles redoublaient d'intensité au moment des règles, par la fatigue, les cahots de voiture. Au moment des époques elle était forcée de garder le repos absolu. La défécation est douloureuse ; le coït provoque des douleurs très vives.

La malade actuellement est en assez bon état ; elle n'a pas maigri mais la figure est fatiguée, les traits sont tirés.

Toucher vaginal : Le col est dirigé en bas et regarde un peu en arrière. il est petit, de consistance normale. Orifice vierge. Dans le cul-de-sac droit, empâtement profond fuyant sous le doigt, parfaitement saisissable et formant une masse difficile à limiter par le toucher bimanuel. Elle occupe toute la longueur transversale du cul-de-sac. Le toucher est douloureux de ce côté.

Dans le cul-de-sac gauche on trouve une tumeur analogue présentant à peu près les mêmes caractères.

Par le toucher rectal, on reconnaît aisément de chaque côté de l'utérus, deux masses volumineuses, dures, douloureuses au toucher, situées assez haut.

Les digestions sont difficiles ; elles s'accompagnent de douleurs à l'épigastre et souvent de vomissements,

En explorant la sensibilité, nous provoquons de la douleur dans certains points hystérogènes, au sommet de la tête, à quelques points d'émergence des nerfs intercostaux.

Il existe plusieurs zones d'anesthésie aux membres supérieurs. On peut enfoncer une épingle dans toute l'épaisseur de la peau aux poignets, dans une partie de la face antérieure de l'avant-bras. La sensibilité reparaît mais obtuse au pli du coude, et l'anesthésie existe de nouveau sur la partie supérieure du bras.

Laparotomie par M. Championnière le 3 novembre 1888.

Incision sous-ombilicale, La trompe et l'ovaire droits forment un paquet volumineux avec quelques adhérences rompues assez facilement. Ligature du pédicule avec 3 fils en chaîne.

A gauche, mêmes lésions. Ligature du pédicule comme précédemment, sutures en étage de la paroi abdominale.

L'opération a duré 1 heure 5 min. Au début du chloroforme la malade a eu une violente attaque d'hystérie.

Pièces. — Les 2 trompes sont volumineuses, distendues par du liquide ; elles sont de la grosseur d'un petit œuf de poule allongé. L'ovaire est collé sur la partie inférieure de leur extrémité externe.

Le liquide contenu dans leur cavité est légèrement louche.

La muqueuse est pâle, lisse, avec un petit pointillé hémorrhagique par places.

L'ovaire droit est assez gros, dur, comme sclérosé, rugueux à la surface, avec des dépressions linéaires qui le lobulent, à la coupe on trouve une collection de petits kystes à liquide incolore.

L'ovaire gauche contient un gros foyer hémorrhagique et quelques petits kystes. Le tissu de l'ovaire est dur, scléreux, criant sous le scalpel.

3 novembre. Après l'opération on administre un purgatif léger (1 cuillerée à café de citrate de magnésie). La malade a vomi deux fois dans l'après-midi. Crise hystérique dans la soirée.

Injection de 2 centigr. de morphine.

Temp. soir : 37°,6.

Le 4. Le matin, crise hystérique violente avec perte de connaissance, convulsions. On fait des inhalations d'éther et une injection de 2 centigr. de morphine. Le soir le pouls est fréquent (130 pulsations), dur, respiration fréquente.

T. mat., 37°,2. Soir, 40°,3.

Sulfate de quinine : 1 gr.

Le 5. Selles abondantes après lavement, 3 centigr. de morphine en injections pendant la journée.

Le soir, abattement, constriction épigastrique. Pouls, 130.

T. mat., 38°,2. Soir, 40°,6.

Sulfate de quinine : 1 gr.

Le 6. 4 centigr. de morphine dans la journée, même état.

Légère hémorrhagie utérine.

Le 7. L'abattement s'accentuant on diminue les injections de morphine.

T. matin, 37°,7 ; soir, 39°,2.

Le 8. T. matin, 39°,2; soir, 39°,6.

2 centigrammes morphine.

Le 9. Même état.

T. matin, 39°,4 ; soir, 38°,9.

Le 10. Crise hystérique dans la matinée. Abattement très grand, yeux excavés. Constriction épigastrique, gêne respiratoire. Poumons sains.

Purgatif : citrate de magnésie.

T. matin, 38°,6 ; soir, 38°,8.

Le 11. 1er pansement. On coupe les fils profonds. Très bon aspect de l'incision. Selles abondantes après lavement.

La température oscille de 37°,6 à 38°,4, jusqu'au 26 décembre. L'état de la malade reste sensiblement le même. Le 26 décembre la température, le soir, monte à 39°,4.

Le 29. La malade depuis quelques jours accusait une douleur assez vive dans la fosse iliaque droite. En changeant le pansement, on constate de l'empâtement au-dessus de l'arcade crurale gauche.

T. matin, 38°,6 ; soir, 39°,7.

Le 30. T. matin, 38°,4 : soir, 39°,4.

5 sangsues à la cuisse. Sulfate quinine. 1 gr.

Du 30 au 14 janvier la température oscille entre 39° et 39°,9.

5 janvier 1889. L'empâtement qui existait seulement au-dessus de l'arcade crurale gauche se propage à droite, formant un plastron au-dessus du pubis. Crise hystérique.

Au toucher on trouve de l'empâtement dans le cul-de-sac latéral gauche.

Le 8. Douleurs vives, lancinantes, empêchant le sommeil.

Le 14. La malade accuse de vives douleurs dans le dos. Rien d'apparent.

T. matin, 39°,7 ; soir, 40°,2.

Le 15. T. matin. 38°,6 : soir, 38°,7.

Le 16. T. matin, 38°,2 ; soir, 38°,7.

Le 17. Dans la région lombaire on voit une tuméfaction en dehors de la masse sacro-lombaire. Cette tuméfaction fait une légère saillie arrondie, parfaitement nette sous la peau, très douloureuse au toucher.

Pas de fluctuation appréciable ; œdème.

T. matin, 39°,2 ; soir, 37°,2.

Le 18. La douleur du dos devient extrêmement vive. Incision sur le bord externe de la masse sacro-lombaire. On pénètre profondément, sous le rein, pus en assez grande quantité ; lavage avec la solution phéniquée forte ; drainage.

T. matin, 39°,4 ; soir, 39°,9.

Le 19. La douleur lombaire a disparu, mais la douleur abdominale persiste. Empâtement sus-pubien, très dur, véritable plastron très douloureux au toucher.

T. matin, 38°,9 ; soir, 37°,6.

Le 20. T. matin, 37°,3 ; soir, 38°,2.

Le 21. Apparition d'un abcès sous la paroi abdominale, au-dessous de l'ombilic. Fluctuation nette. Il paraît situé immédiatement au-dessous de la paroi.

T. matin, 36°,9 ; soir, 37°,2.

Le 22. Incision de l'abcès, pus sort en grande quantité.

La malade est extrêmement faible. Jusqu'alors elle ne s'est pas nourrie. Elle n'a pris que des bouillons, des potages.

A partir de ce jour on lui donne des lavements nutritifs, du café, du rhum, du champagne.

La douleur disparait les jours suivants, la malade reste faible pendant assez longtemps, puis elle se remonte peu à peu. La température depuis le jour de l'incision ne dépasse plus 37°,6.

La malade sort le 23 mars, complètement guérie de son opération et en excellent état.

Nous avons revu cette malade au commencement de février 1890. Les douleurs abdominales ont absolument disparu ; elle n'en a jamais ressenti depuis sa sortie de l'Isolement bien qu'elle fatigue beaucoup et qu'elle ne se couche jamais avant deux heures du matin et qu'elle reste debout une partie de la journée. Ses règles ne sont jamais revenues. Quant à ses crises hystériques, elles n'ont pas disparu mais elles ont diminué de fréquence ; elle n'en a qu'une ou deux fois par mois, elles sont beaucoup moins intenses qu'autrefois, et rarement elles s'accompagnent de convulsions. L'anesthésie brachiale persiste comme avant l'opération. L'état général est excellent, la malade a beaucoup engraissé.

OBSERVATION XXVI. — *Dégénérescence kystique des ovaires. — Hystérie ou hystéro-épilepsie. — Ablation des annexes* par *William Goodel* (1). — Femme non mariée, 30 ans. Quand elle vint consulter,

(1) In *The American journal of obstetrics*. P. XIX, p. 166, 1886.

elle pesait 236 livres. Elle marchait avec difficulté. Douleurs vives au moment des époques qui apparaissent à de longs intervalles. Elle eut des attaques de catalepsie et d'hystéro-épilepsie compliquées de douleurs constantes et très vives de l'ovaire. Miction très douloureuse. Ventre élargi, ovaires très tendus, pas d'autres signes. Traitement : assa-fœtida et KBr à haute dose.

14 mois plus tard la malade est de nouveau amenée par son médecin au Dr Goodel. Elle pesait seulement 120 livres, ayant perdu 116 livres. Les douleurs ovariques étaient devenues très vives, elle réclamait le secours incessant de la morphine. Les règles avaient disparu depuis 4 mois. Son médecin était dans l'attente d'être appelé à toute heure du jour ou de la nuit pour lui faire des injections hypodermiques. On soupçonna des habitudes de masturbation, mais elles furent niées énergiquement par la malade. Comme rien ne pouvait la soulager que l'ablation des ovaires, on fit cette opération quelques jours plus tard à l'hôpital de l'Université. Les ovaires étaient augmentés de volume par une dégénérescence kystique et interstitielle, mais sans traces de péritonite ni de cellulite qu'on avait soupçonnées. Un corps jaune existait dans l'un des ovaires, une hémorrhagie rectale ou menstruelle vicieuse s'était montrée quelques jours avant l'opération.

Les douleurs ovariennes cessèrent. La malade ne prit que de faibles doses d'opium qui lui furent administrées sous forme de suppositoires. Convalescence courte qui lui permet de quitter l'hôpital au bout de 4 semaines.

(Voir dans la thèse de Tissier les observations VII, VIII, p. 107 et 109, XII, XIII, XV, p. 117, 118, comme exemples de petits ovaires kystiques s'accompagnant de dysménorrhée et d'accidents hystériques).

Observation XXVII (Personnelle). — *Kyste multiloculaire de l'ovaire droit. — Dégénérescence microcystique de l'ovaire gauche.* — La nommée M..., Marie, 35 ans, domestique, entre à l'Isolement le 27 décembre 1888, lit n° 7.

Pas de maladies antérieures. Réglée à 16 ans, les règles étaient irrégulières au début, puis elles sont devenues régulières, abondantes, durant 5 à 6 jours, non douloureuses.

Pas mariée, pas de grossesse.

Les douleurs ont commencé il y a cinq ans. Elles siégeaient dans le bas-ventre et les reins. Presque en même temps le ventre a augmenté de volume. Dans l'espace de 4 ans on a fait deux ponctions, la 1re de 8 litres, la 2e de 3 litres. Le liquide depuis s'est reproduit avec rapidité.

Actuellement le ventre est volumineux, proéminant en avant et retombant sur les cuisses. On trouve tous les caractères d'un kyste multiloculaire.

Laparotomie le 16 décembre 1888, par M. Championnière. Incision sous-ombilicale d'abord, puis prolongée au-dessus de l'ombilic. La paroi du kyste est fusionnée par des adhérences à la paroi de l'abdomen. Décollement difficile — 12 litres de liquide. Pédicule large lié avec 2 fils doubles de soie formant 4 anses en chaîne.

A gauche l'ovaire est altéré ; on trouve à sa surface et dans sa cavité un nombre assez grand de petits kystes transparents. Ablation de l'ovaire et ligature du pédicule avec un fil de soie double.

Durée de l'opération : 1 h. 12 min.

Suites simples ; le 25 décembre, premier pansement. On coupe les fils profonds.

3 janvier 1889. On retire tous les fils. Excellent état de la plaie.

Le 15. La malade quitte la salle complètement guérie.

Observation XXVIII (Personnelle). — *Salpingite avec adhérences. — Dégénérescence microcystique de l'ovaire gauche correspondant. — Fibrome utérin.* — La nommée F..., Léonie, 24 ans, concierge, entrée à l'Isolement le 9 décembre 1888, lit n° 23.

Elle n'a jamais été malade antérieurement. Réglée à 10 ans 1/2 toujours régulièrement, pendant 5 à 6 jours, abondamment. Les règles ont toujours été très douloureuses. Pas de grossesse.

En août 1886 la malade fut traitée pour un prolapsus utérin au moyen d'injections et de tampons. Au bout de 4 mois de ce traitement, on lui fit de l'électrisation utérine. Immédiatement elle fut prise de douleurs vives qui la forcèrent à garder le lit. Depuis, les douleurs ont persisté, s'exaspérant par la marche et la menstruation. Miction, défécation douloureuses.

Au toucher vaginal : col petit, rapproché du pubis. Dans le cul-de-sac postérieur on trouve une masse volumineuse, dépassant le corps de l'utérus, douloureuse au toucher. Elle paraît intimement accolée à l'utérus. Dans le cul-de-sac droit, vers la partie externe, on sent une petite masse arrondie mobile, de la grosseur d'une fève, indépendante de l'utérus, douloureuse au toucher et ayant la forme de l'ovaire.

Le toucher rectal ne donne aucun signe particulier.

Laparotomie le 31 décembre 1888, par M. Championnière. — Incision sous-ombilicale. Corps fibreux sur la face antérieure de l'utérus. A droite se trouve une tumeur assez volumineuse, constituée par un ovaire gros et la trompe adhérente de toutes parts. Le détachement des adhérences est laborieux. Ligature du pédicule avec 3 fils de soie en chaîne.

A gauche, l'ovaire est petit, légèrement adhérent. On le laisse en place.

Pièces. — L'ovaire enlevé contient plusieurs petits kystes transparents. Il est œdématié. La trompe renferme un liquide jaunâtre, paroi tomenteuse.

Les suites opératoires sont simples. La malade quitte la salle le 2 février 1889, guérie complètement de son opération et ne ressentant plus de douleurs.

Observation XXIX (Résumée, due à M. Championnière). — *Kyste multiloculaire de l'ovaire droit. — Ovarite kystique à gauche. — Ovariotomie double.* — H..., Amélie, 33 ans, journalière, entrée le 25 mars 1889 à l'Isolement. Deux enfants. La maladie a débuté il y a 8 ans en même temps à peu près que la dernière grossesse.

A l'examen on constate tous les signes de kyste multiloculaire. Opération le 8 avril 1889. Incision sous-ombilicale. Tumeur kystique laissant écouler 4 litres 1/2 de liquide après ponction.

Pédicule large lié avec 4 fils croisés.

A gauche, ovaire volumineux renfermant un grand nombre de petits kystes. Il est adhérent de toutes parts. Il est détaché et le pédicule est lié avec 3 fils en chaîne.

Observation XXX (Résumée, due à M. Championnière). — *Kyste volumineux de l'ovaire droit. — Dégénérescence kystique de l'ovaire gauche.* — C..., Antoinette, 41 ans, couturière, entre à l'Isolement le 15 mai 1889.

La malade a subi une ponction le 25 mai. Elle a donné issue à 25 litres de liquide brunâtre, sirupeux. A la suite, elle a eu une phlébite de la jambe et de la cuisse gauches.

Opération le 11 juin 1889. Très grande incision intéressant l'ombilic. Kyste flasque adhérent de toutes parts, surtout en avant. 12 litres de liquide sortent après jonction. Pédicule large. Ligature du pédicule avec 4 fils de soie en 2 groupes.

L'ovaire gauche est peu volumineux, mais très kystique. Ligature du pédicule avec 3 fils de soie. La toilette péritonéale est faite dans le petit bassin avec une éponge imbibée d'eau phéniquée forte.

Les suites opératoires sont simples. La malade sort guérie, sans éprouver de douleurs, le 4 juillet 1889.

Observation XXXI (Résumée, due à M. Championnière). — *Kyste multiloculaire de l'ovaire gauche. — Ovarite kystique droite. — Ovariotomie double.* — La nommée B..., 48 ans, repasseuse, entre à l'Isolement le 9 octobre 1889.

La tumeur a commencé il y a 5 mois. Actuellement elle présente tous les signes d'un kyste multiloculaire.

Opération le 28 octobre 1889 faite par M. Championnière. Grande incision dépassant l'ombilic. La tumeur est absolument fondue avec la paroi abdominale. Dissection laborieuse. Pédicule étroit lié avec 2 fils de soie.

A droite, ovaire petit, mais très kystique. Ligature du pédicule avec 3 fils de soie.

Suites simples. La malade quitte la salle le 22 novembre, guérie.

Observation XXXII (Due à M. Gendron, interne à l'hôpital Saint-Joseph). — *Ovarite kystique.*

La nommée D..., Marie, 28 ans, entre à l'hôpital Saint-Joseph, le 25 janvier 1889.

La santé de la malade est habituellement délicate. Elle a un tempérament très nerveux.

Réglée à 17 ans. A 18 ans les règles ont disparu pendant 6 mois, c'est à cette époque qu'apparurent les premières douleurs dans le ventre. Elles étaient vives, revenaient souvent et duraient des journées entières. A 22 ans les douleurs augmentèrent, la malade attribue ce redoublement à de vives émotions qu'elle eût à cette époque. A 25 ans, accouchement à terme suivi de péritonite.

En janvier 1889, époque à laquelle elle fut examinée, la malade accuse une douleur brûlante, qu'elle compare à une rage de dents au milieu du ventre et dans les reins. Cette douleur augmente environ dix jours avant les règles, redouble souvent après pendant quelques jours pour diminuer ensuite et laisser ainsi une quinzaine de répit dans l'intervalle des époques. A la suite de ces souffrances la malade est devenue hypochondriaque ; elle a des idées de suicide.

Le ventre est souple, non ballonné. Douleurs fixes et vives au niveau de deux ovaires et à l'épigastre.

Utérus mobile et un peu gros (la malade a été soignée antérieurement pour une métrite parenchymateuse par M. Le Bec). Dans les culs-de-sac droit et gauche, on sent de petites masses, très douloureuses, un peu mobiles, fuyant sous les doigts, de forme assez régulière et offrant le volume d'une noix. Ce sont les ovaires en prolapsus et augmentés de volume.

Tous les traitements médicaux ont été vainement essayés.

Opération le 29 janvier 1889, par M. Le Bec. Ablation des deux ovaires et des trompes. A l'œil nu les ovaires renferment de petits kystes dont quelques-uns ont le volume d'un noyau de cerise.

Aucune autre lésion.

Les suites opératoires sont des plus simples. Pas de fièvre.

Douleurs très vives les premiers jours, elles se calment ensuite.

Les règles réapparaissent 2 jours après l'opération.

La malade quitte l'hôpital Saint-Joseph 15 jours après l'opération.

En mai 1889, la malade revient consulter. Les règles n'ont pas reparu, mais les douleurs abdominales ont persisté.

Au toucher les culs-de-sac latéraux sont libres. L'utérus est mobile. Douleur sur les parois du vagin. Douleurs névralgiques générales. État moral aussi mauvais qu'avant l'opération, découragement.

La malade se plaint d'un phénomème étranger d'une violente excitation génésique qu'elle n'éprouvait nullement avant l'opération. Cet état dure 2 mois environ.

Juillet 1889. L'excitation a disparu. Douleurs névralgiques dans le ventre, dans la tête.

Novembre 1889. Tous les phénomènes douloureux et morbides on disparu. La malade ne souffre plus ; le moral est excellent.

Les règles ne sont pas revenues.

Cette observation est intéressante au point de vue des phénomènes douloureux. Il s'agit en effet d'une malade qui souffrait violemment, au point d'avoir des idées de suicide. L'opération n'a pu abolir immédiatement la douleur, qui a persisté plusieurs mois après. Mais peu à peu elle a diminué pour s'éteindre complètement 10 mois environ après l'ablation des ovaires.

Observation XXXIII (Due à M. Gendron, interne à l'hôpital S-Joseph). *Ovarite kystique double. — Prolapsus des 2 ovaires. — Castration double à 3 mois d'intervalle.*

La nommée L..., Marie, 31 ans, cuisinière, entre à l'hôpital St-Joseph le 20 mars 1889.

Réglée à 14 ou 15 ans. Disparition des règles pendant un an. Pendant ce temps elle souffrait beaucoup, vomissait, avait des épistaxis.

Depuis les règles ont été irrégulières. Elles duraient 8 jours ; elles étaient abondantes, douloureuses, mais irrégulières (tantôt en retard, tantôt en avance.

Deux grossesses. La première à 21 ans a été mauvaise (vomissements opiniâtres, odontalgies, etc.). La malade est accouchée à 8 mois, sans cause connue. Elle s'est levée le 13e jour et s'est fatiguée. Elle a été obligée de reprendre le lit. Elle est entrée à la Pitié où elle a été traitée pendant 6 mois pour une péritonite. A la suite elle a toujours ressenti des douleurs dans le bas-ventre. 2e grossesse à 23 ans aussi pénible que la première. Accouchement long et difficile, mais normal. La malade s'est levée au bout d'une semaine et a repris ses occupations habituelles.

Depuis, les règles sont revenues comme auparavant, durant 8 jours, abondantes, accompagnées de douleurs et irrégulières.

Il y a 2 ans elle a été prise subitement de douleur vive dans le ventre, vomissements, etc. Elle a gardé le lit pendant un mois. Depuis ce temps douleurs sourdes dans les reins, le côté gauche, douleurs lancinantes, insupportables dans le bas-ventre.

Nausées fréquentes, inappétence, constipation. Faiblesse générale, lipothymie.

Au toucher l'utérus est mobile, un peu sensible dans les mouvements. Dans le cul-de-sac postérieur et un peu à droite on trouve une masse grosse comme une amande très sensible fuyant sous le doigt c'est l'ovaire droit.

Par le toucher rectal, le corps de l'utérus est petit, on sent nettement l'ovaire droit en prolapsus, le gauche situé plus haut et moins accessible.

Opération faite par M. Le Bec. L'ovaire droit étant kystique est enlevé, l'ovaire gauche paraît sain et est laissé en place.

La malade sort le 25 avril.

Trois mois plus tard, les douleurs étant toujours aussi vives la malade revient à l'hôpital St-Joseph.

Au toucher on sent dans le cul-de-sac latéral droit l'ovaire droit en prolapsus et douloureux.

Oophorectomie droite le 20 juillet 1889. L'ovaire enlevé est très kystique.

Douleurs très vives après l'opération. Les règles reviennent le 23 juillet et durent 3 jours.

La malade sort guérie le 30 juillet. Elle n'est pas revenue depuis.

OBSERVATION XXXIV. — *Ovarite chronique consécutive à une infection puerpérale*, par ARCHIBALD MAC LAREN. Traduite et résumée (1).

Mrs N..., 30 ans, 6 enfants. En novembre 1886, fausse couche de 4 mois,

(1) In *The N. Y. Med. J.*, p. 171.

accidents puerpéraux avec fièvre à la suite. Elle garde le lit six semaines et ne recouvre pas complètement la santé.

En décembre 1 mois après sa fausse-couche, l'état est le suivant : menstruation abondante revenant toutes les 3 semaines durant six jours. Douleurs avant et après l'écoulement.

Douleurs de tête vives. La malade est très nerveuse.

A l'examen : Déchirure bilatérale du col avec ulcération de l'orifice. Utérus rétrofléchi. Ovaire gauche en prolapsus, gros, très tendu. Elle est traitée pendant des mois avec soin. Elle garde le lit complètement sans qu'aucune amélioration se manifeste ni du côté de la douleur locale, ni de côté des troubles nerveux.

Opération le 19 août. Ovaire gauche adhérent au fond du cul-de-sac de Douglas, du volume d'un œuf de poule. Il renferme un grand nombre de petits kystes. Les franges de la trompe gauche étaient adhérentes à la surface de l'ovaire.

L'ovaire droit était petit et cirrhotique.

10 mois après l'opération, en juin 1888, la malade se déclare mieux qu'elle n'a jamais été depuis l'opération. Elle fait plusieurs milles à pied sans souffrir, elle peut vaquer à tous les soins du ménage. Une seule menstruation depuis l'opération.

Observation XXXV (Dalché. *Ann. gynécologie*, 1883, I, XXIII, p. 240). — *Rougeole grave. — Broncho-pneumonie. — Mort. — Ovarite inflammatoire.*

La nommée Ch., âgée de 20 ans, accouchée depuis 5 mois et nourrice aux Enfants-Assistés est prise le 24 décembre 1884 d'angine simple avec céphalalgie, perte d'appétit et quelques épistaxis.

Le 26. Elle a les yeux larmoyants, du coryza, et le 27, une éruption rubéolique interne.

Le front est légèrement œdématié ainsi que les paupières.

Les jours suivants elle tousse, devient agitée, a de la diarrhée, du délire. La température s'élève à 42° et la malade meurt le 6 janvier de broncho-pneumonie double.

Pendant la vie aucun signe n'avait attiré l'attention du côté des organes génitaux et la constatation anatomique des lésions ovariennes fut une surprise de l'autopsie.

Les deux ovaires sont volumineux, de consistance un peu molle ; leurs diamètres sont augmentés dans tous les sens, le transversal mesurant de

5 centimètres à 5 centimètres et demi. Nous les coupons suivant leur grand axe. Tout d'abord nous sommes frappés par deux faits ; en premier lieu l'extrême congestion de l'organe, sur plusieurs points, entre les vaisseaux importants, on voit un piqueté hémorrhagique ; près du hile, la teinte devient franchement apoplectique.

En outre, nous constatons l'existence de petites cavités assez nombreuses remplies par une matière concrète qui n'est pas du pus. les cavités dont le volume varie de la grosseur d'une tête d'épingle à celle d'une lentille sont disséminées irrégulièrement ; mais la grande majorité siège à la périphérie empiète largement sur la couche ovigene, quelques-unes n'étant séparées de la surface de l'ovaire, que par une coque d'une extrême minceur. Leurs parois sont lisses, assez nettement arrondies. A n'en pas douter, pour toutes ces raisons, ces cavités ne sont autres que des follicules ou des corps jaunes distendus.

Au microscope, la lésion dominante est encore la congestion des vaisseaux surtout dans la portion bulbaire ; dilatés ils sont gorgés de globules sanguins, De plus on remarque une grande quantité de noyaux embryonnaires qui se voient sur toute la surface de la coupe, mais agglomérés de préférence en certains points : 1° autour des vaisseaux dont ils infiltrent la tunique par places ; 2° autour des corps jaunes ; 3° autour des cavités où ils sont extrêmement nombreux sur une assez grande épaisseur.

La paroi unie de ces cavités est limitée par de minces tractus fibrillaires (qui manquent en de nombreux endroits) et ne présente pas les traces d'une inflammation suppurative. L'examen de leur contenu ne renseigne guère sur sa nature. Par dissociation on n'obtient que de petites granulations sans aucun élément figuré, ni globule du sang ni leucocyte, ni cellule. Sur des coupes on constate la présence de fibrine.

Dans la couche ovigène les lésions sont moins accentuées mais il y existe encore des vaisseaux remplis de sang.

Les vésicules de de Graaf sont nombreuses, nettes et nullement altérées.

Ces ovaires portent donc les traces d'inflammation récente développée dans le cours d'une fièvre grave.

Quant aux cavités d'après Quénu et Dalché elles étaient préexistantes à l'inflammation et ne sont autres que de petits kystes décrits sous le nom de kystes folliculaires. Sous l'influence de la maladie de l'ovaire leur contenu a subi une transformation que nous constatons sans pouvoir l'interpréter.

OBSERVATION XXXVI. — *Kystes folliculaires. — Ovarite interstitielle périkystique. — Castrat. par laparotomie*, p. 313.

Mme P..., réglée à 16 ans. Dès le début les règles ont été irrégulières, douloureuses, s'accompagnant de vomissements et d'accidents nerveux. Accouchement à terme en 1877.

En 1879, la malade consulte le Dr Bernutz qui diagnostique névrose de l'ovaire. Traitement : vésicatoire, teinture d'iode, injections vaginales chaudes. Menstruation régulière depuis 3 ans.

La malade souffre toujours du ventre et est affligée d'une leucorrhée qui ne fait qu'augmenter.

Examinée le 4 juin par le Dr Doléris. Prolapsus des deux ovaires qui se présentent sous la forme de 2 tumeurs fermes, lisses, et assez mobiles. Le Dr Doléris fait remarquer que les phénomènes nerveux signalés ci-dessus sont en général les prodromes des tumeurs ovariques. Quelques jours après l'examen est complété sous le chloroforme.

L'utérus est en antéflexion et cède sous l'hystéromètre. Hystérométrie, 9 cent. L'ovaire droit est adhérent à l'utérus au voisinage de l'isthme, il est à peu près du volume d'une mandarine ; l'ovaire gauche est beaucoup plus volumineux.

Opération le 26 juin. Utérus bicorne, ovaire gauche seul enlevé avec la trompe correspondante. L'ovaire lisse à sa surface sauf dans les points correspondant aux adhérences, est creusé en son centre d'une cavité kystique de la forme et du volume d'un œuf de merle. Ce kyste rempli d'un liquide clair à surface polie, est développé aux dépens d'un follicule : l'épithélium cubique, disposé en plusieurs couches, est totalement en dégénérescence vitreuse, la couche de Slawjansky est épaissie, enflammée.

L'infiltration embryonnaire se poursuit tout autour d'elle jusqu'à une certaine distance. En d'autres points de l'épaisseur de l'organe on trouve à la coupe d'autres kystes de même origine avec le précédent, mais beaucoup plus petits, et présentant un épithélium en pleine activité ; contenu limpide ou caséeux. A la périphérie le stroma est d'apparence normale et présente un grand nombre d'ovisacs, les uns en repos, les autres en évolution. Trompe épaissie, contournée sur elle-même, paraissent atteinte d'inflammation catarrhale.

OBSERVATION XXXVII (PETIT. *Arch. de gynécol.*). — *Ovarite diffuse aiguë avec endartérite et endophlébite ; kystes folliculaires. — Salpingite catarrhale chronique. — Castration bilatérale par laparotomie.*

Mme Br., 28 ans. Menstruée, régulièrement depuis l'âge de 15 ans. Leucorrhée avant le mariage qui a lieu à 20 ans. Après le mariage, leucorrhée s'accentue, prend une coloration verdâtre. Enceinte au bout de trois mois : hémorrhagies six semaines avant le terme ; accouchement normal, se lève au 6e jour. Trois autres accouchements successifs normaux, le dernier gémellaire, et remontant au 13 avril 1885. La leucorrhée augmentant, la malade consulte le Dr G., qui pendant 17 mois la soumet aux cautérisations intra-utérines de nitrate d'argent. Douleurs commencent au cours de ce traitement.

Vient consulter le 22 décembre 1887, le Dr Doléris. Col hypertrophié et kystique, bilacéré avec éversion très prononcée. Antéversion légère du corps utérin. Rien de bien manifeste du côté des annexes. Le 27 décembre. Curage et amputation du col suivant le procédé de Schrœder.

Nouvel examen le 21 janvier 1888 à la suite de douleurs. Dans le cul-de-sac postérieur et à droite on perçoit un ovaire sensiblement augmenté de volume et prolabé. Traitement par injections vaginales.

Le 20 février, la malade accuse des douleurs vives dans le flanc gauche du côté où la tumeur n'est pas perceptible. La tumeur a manifestement grossi. On arrive à délimiter l'ovaire et même la trompe. Rien d'anormal dans le cul-de-sac gauche. La malade étant dans l'impossibilité de continuer ses travaux réclame énergiquement l'intervention.

Opérée le 25 février par le Dr Doléris.

Examen histologique. — La tumeur enlevée du côté droit se compose de l'ovaire et de la trompe modifiés tous les deux. L'ovaire contient 2 kystes du volume d'une mandarine. La trompe est atteinte de salpingite catarrhale Infiltration embryonnaire diffuse du stroma de l'ovaire avec quelques îlots scléreux. Endartérite et endophlébite plastiques ayant abouti dans certains points à l'oblitération des vaisseaux. Nombreux kystes d'origine folliculaire à en juger par les cellules cubiques en voie de dégénérescence hyaline ou granuleuse qui tapissent leurs parois.

L'ovaire gauche a également été enlevé avec la trompe correspondante. Trompe saine. Ovaire peu augmenté de volume, libre à sa surface de néomembranes inflammatoires ; il est bordé par des kystes disposés les uns à la suite des autres en chapelet et dont nous avons pu suivre l'évolution. Ceux dont le volume ne dépasse pas une lentille renferment dans leur intérieur un ovule. En étudiant ces kystes des plus petits aux plus gros, il semble que l'ovule disparaisse peu à peu sous la prolifération des cellules environnantes. Celles-ci à leur tour se fondent dans la masse granuleuse formée de détritus cellulaire que l'on suit jusqu'à l'épithélium pariétal. Le noyau et le nucléole de l'ovule s'effacent avant les contours de la membrane vitelline. A la surface interne des kystes du volume d'un pois, on trouve un revêtement complet des cellules cubiques non altérées ; au-dessus de ces dimensions l'épithélium se montre en voie de dégénérescence et desquammant. Infiltration embryonnaire diffuse du stroma avec endartérite et endophlébite plastiques.

Conclusions.

I. — La dégénérescence microkystique des ovaires constitue un type spécial d'ovarite chronique.

II. — Elle est primitive ; plus souvent elle est consécutive à des affections de la trompe, de l'utérus ou du ligament large.

III. — Elle reconnaît pour causes des congestions répétées et chroniques de l'ovaire.

IV. — Ces congestions sont actives ou passives.

V. — Les lésions anatomiques dans presque tous les cas débutent par le follicule et secondairement produisent des zones de sclérose péri-folliculaire et des marbrures de nature scléreuse dans le parenchyme. Les ovules se raréfient et disparaissent à un moment donné.

VI. — On trouve souvent des lésions artérielles probablement consécutives à l'irritation congestive ; elles sont caractérisées par l'endartérite et la péri-artérite.

VII. — Le diagnostic ne peut être fait que dans des cas exceptionnels, à savoir quand le petit ovaire kystique est isolé, non adhérent à l'utérus ; quand il n'est pas entouré de fausses membranes trop épaisses et qu'il est accessible au doigt. Il devient impossible quand la dégénérescence kystique s'accompagne de lésions de la trompe avec adhérences.

VIII. — Le traitement médical doit toujours être tenté d'abord. On aura recours à la castration quand il aura échoué, et quand les douleurs persistant troubleront vraiment l'existence de la malade.

Index bibliographique.

Bulius. — *Centralblatt*, 1889, n° 32.

Boldt. — *American journal of obstetrics*, 1888

Boullard. — *Bulletins de la Société anatomique*, janvier 1854, p. 15.

Brewis. — *Processus de la formation des kystes de l'ovaire Ed. M. J.*, septembre 1886.

Butler Smith. — *Brit. Med. Journ.* London, 1887, II, 237.

Carter. — Cystic disease of both ovaries. *Tr. obst. Soc. Lond.* (1883), XXV, 109.

Courty. — *Traité des maladies des organes génitaux de la femme.*

Cruveilhier. — *Anatomie pathologique.*

Cullingworth. — Kyste de l'ovaire chez un nouveau-né. *The obstetrical J.*, oct. 1874. *Ann. de gynécologie*, de mars 1875, t. III, p. 221.

Dalché. — Contribution à l'anatomie pathologique de l'ovarite. *Ann. gynéc.* Paris, 1885, XXIII, 355-360. *De l'ovaire.* Th., Paris, 1885.

De Sinéty. — Recherches sur les ovaires du fœtus et de l'enfant nouveau-né. *Arch. phys.* 1875, p. 501.

De Sinéty et Malassez. — *Arch. phys.*, 1878-79.

Ferrand. — De l'ovarite chronique. *France médicale*, 1183, 13-17. *Dict. Encyclopédique des sciences médicales*, art. Ovaire.

Fraipont. — *Ann. Soc. médico-chirurgicale de Liège*, 1887, XXVI, 46-60.

Gaillard Thomas. — *Traité des maladies des femmes.*

Gallard. — Lés. anatomiq. de l'ovarite. *Fr. médicale*, 1885, II, 1170 ; 713.

Gervis. — *British med. J.* London, 1883, I, 195-198.

Goodel. — *Am. J. Obst.* N. Y. 1886, XIX, 166.

Keith. — *Edinb. Med. J.*, 1886, XXXII, 811-816.

Lohlein — *Deutsch. med. Wohenschr.* Berl., 1886, XII, 656.

Mac-Laren. — *N. York med.* J., 1888, XLVIII, 171-174.

Mundé. — *Am. J. Obstetr.* N. Y. 1883, XVI, 944.

Magnin. — *De la castration chez la femme comme moyen curatif des troubles nerveux.* Par., 1886, n° 56.

Malcolm. — *Tr. obst. Society.* London, 1886, 1887, XXVIII, 278-88.

Martin. — *Traité des maladies des femmes.*

Nagel. — *Arch. für Gynæk.* Berlin, 1888, XXXIII, p. 26.

Olshausen. — *Die Krankheiten der ovarien*, 2e édit., 1886.

Petit. — *Nouvelles arch. d'obstétrique et de gynécologie*, 1888, III, 296-316.

Putnam Jacoby. — *Am. J. of obstetrics*, avril 1886.

Quénu. — *Bulletins et mém. de la Soc. de chirurgie.* Paris, 1888, XIV, 416-418. Thèse, 1881.

Rindfleisch. — *Anat. pathologique*. Leipsick, 1867-1869.
Ritchie. — *Ovarian Physiology and Pathology*.
Rokitansky. — *Anat. pathologique*.
Slawiansky. — *Archiv. de physiologie norm. et pathologique*, 1874, p. 213.
Scanzoni. — *Traité pratique des maladies des organes génitaux de la femme*.
L. Tait. — Maladies des ovaires, *Brit. Med. J.* London, 1887, I, 825. *Am. J. obstet.*, N. Y., 1886, XXVI, 245-252. *Brit. Med. J.* London, 1882, II, 161-163. *Med. Press. S. circular*. London, 1884, XXXVIII, 70.
Tilt. — *Diseases of menstruation and ovarian inflammation*.
Terrillon et **Cornil.** — *Archives de physiologie*, 1888.
Terrier. — *Bull. et mém. de la Soc. de chirurgie*, 1886, n. s. XII, 871-885.
Virchow. — *Traité d'anatomie pathologique*.

IMPRIMERIE LEMALE ET Cie, HAVRE

A LA MÊME LIBRAIRIE

IMPRIMERIE LEMALE ET Cie, HAVRE

www.ingramcontent.com/pod-product-compliance
Lightning Source LLC
LaVergne TN
LVHW020034170826
845678LV00001B/254